脳性まひ児の24時間姿勢ケア

The Chailey Approach to Postural Management

監訳 今川忠男

三輪書店

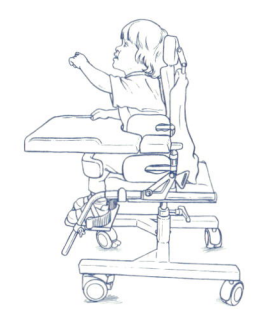

監訳: 今川忠男（旭川児童院　理学療法士）

訳: 新井奈々絵（理学療法士）

榎勢道彦（大阪発達総合療育センター　理学療法士）

奥田憲一（柳川療育センター　理学療法士）

小野寺牧子（さいたま市民医療センター　理学療法士）

川原田里美（青森県立あすなろ医療療育センター　理学療法士）

木下義博（こぐま学園　理学療法士）

出口真弓（平成の森・川島病院　言語聴覚士）

萩原幸子（千葉県東葛飾障害者相談センター　理学療法士）

羽原史恭（旭川児童院　理学療法士）

"The Chailey Approach to Postural Management-
An explanation of the theoretical aspects of Postural Management and their practical application through treatment and equipment SECOND EDITION"
by Teresa E. Pountney, Catharine M. Mulcahy, Sandy M. Clarke, Elizabeth M. Green
© 2004 TE POUNTNEY, et al. All right reservrd.
Translated with full permission of Chailey Heritage Clinical Services. Chailey Heritage Clinical Services is not responsible for any errors or omissions, caused as result of the translation.
Originally published by Chailey Heritage Clinical Services, UK, 2004.
Chailey Heritage Clinical Services, Beggars Wood Road North Chailey, East Sussex BN8 4JN
Tel: 01825 722112 Fax: 01825 72429 Web: www.southdowns.nhs.uk
Active Design Ltd, 68K Wyrley Road, Witton, Birmingham. B6 7BN
Tel: 0121 326 7506 Fax: 0121 327 8807 E-mail: enquiries@activedesign.co.uk Web: www.activedesign.co.uk
© First Japanese langage edition 2006 by Miwa-Shoten Ltd., Tokyo

監訳の序

　Chailey Heritage Clinical Services は，英国において重度な発達障害をもつ子どもたちの治療に取り組んできている組織であり，本書はその研究・実践の集大成である。

　最近の英国における調査では，脳性まひをもつ子どもの股関節脱臼と側弯をはじめとする構築的変形の発生率は，日本にも紹介されている各種訓練法の台頭以前の値とあまり大差がないという悲観的な数字が報告されている。さらに，そのような訓練法は，英国の訓練法センターの所長も自分たちの方法をはじめとして，治療効果の evidence がないと「発達医学と小児神経学」雑誌の巻頭言で述懐している状態である。そんな中，本書で紹介されている The Chailey Approach to Postural Management のプログラム導入後約10年間で，変形の発生率が著明に減少してきていることも evidence として併記され，注目されてきている。

　監訳者が勤務する岡山県の旭川児童院を利用している入所・通園・外来の多くの子どもたちや成人は重度の神経学的障害をもっている。これまで，われわれは彼らとその家族のための療育のあり方と実践方法を，従来の訓練法への建設的批判とともに，新しく開発してきている。われわれの考えでは，療育には2つの側面があり，「機能の獲得・発達」という従来の目標と「姿勢ケア」という目標がある。「姿勢ケア」には，ポジショニング・移動用器具・個別治療・能動的な運動練習・装具といった姿勢能力に影響を与えるすべてのものが含まれている。われわれは，これまで『重症心身障害児・者に見られる「風に吹かれた股関節」の機序・計測・治療・管理』『「風に吹かれた股関節」と股関節脱臼との関連性』『胸骨―脊柱線の測定』といった関連研究を日本だけでなく，世界中に発信している。

　『脳性まひ児の24時間姿勢ケア』は，旭川児童院と Chailey Heritage Clinical Services の10年以上にわたる協力の基に確立された療育概念であり，臨床技術といえる。障害をもつ子どもたちと家族の人生の質を高めるべきであるという文化的期待感の高まりに応えて本書を紹介したい。

　また，今回の翻訳は監訳者が提唱する「新しい療育」の概念・実践に共感する若手の療法士のみなさんに分担協力していただいた。彼らが21世紀の療育の推進者になってもらうことを期待し，この場を借りて感謝の気持ちを表したい。

　本書が多くの療育関係者に読まれ，その実践を通じて，障害をもつ子どもとその家族に役立つことを願っている。

2006年4月吉日

今川忠男

序文と献呈

序　文

　本書は，神経学的な障害のある子どもに対するわれわれの姿勢能力評価，発達生体力学的原則を用いた治療体系および姿勢ケア器具を紹介したものである。また，読者用の学習冊子として記したため，子どもの日常生活から姿勢分析をする際に論理的分析の一助となり，姿勢上の問題を解決する基盤となるであろう。この改定新版は，Chailey Heritage Clinical Services（イギリス East Sussex 近郊に所在）での 20 年間におよぶ精細な研究と臨床活動から得られた最高傑作でもある。

　本書は神経学的障害児を焦点にした原則および理念を述べたものだが，年齢や背景にある疾病・障害にかかわらず幅広い対象者の姿勢能力評価および姿勢ケア器具の処方にも役立つことであろう。

　この本は忙しい臨床家のあなたのために書かれたものである。自己学習本として使いやすいよう細かい項目に分類してある。読者の知識や専門的技能のレベルに応じて復習に役立つ項もあれば，新しく詳細な情報を得られる項もあるであろう。本書の主旨を完全に理解するためにはまる一冊読む必要があるが，仕事の合間の短い時間に少しずつ読み進められるようにまとめてある。各項の終わりに記載した質問事項で，学習の進行具合と理解の程度を確認してから次の項に読み移ることをお勧めする。

献　呈

　Chailey Heritage Clinical Services のすべての職員と，われわれに忍耐強く付き合い，能力と可能性を惜しみなく示してくれた子どもたちとその家族に捧げる。

謝　辞

　South Downs Health NHS Trust の医師兼 Paediatric Rehabilitation and Neurodevelopmental Paediatrics の Consultant である Dr Elizabeth Green，作業療法士の Catey Mulcahy，理学療法士の Terry Pountney が本研究の計画を引き受け，「Elephant（象の本）」の愛称で親しまれている本書の第一版を出版するという骨折り仕事をやり遂げてくれた。

　現在は退役されたが，元臨床工学部長でもあり元 Rehabilitation Engineering 所長の Roy Nelham は，姿勢ケア器具の開発・デザイン・商品化を指揮し，本研究の生体力学的基盤づくりの中心的存在であった。

　理学療法士の Jo Jex は，改定新版の製作に最も貢献してくれた。

　Dr Christoph Kuenzle は，立位の姿勢能力発達レベルのプロジェクトを遂行してくれた。

　Action Medical Research，SPARKS，Department of Health は，本研究への資金投資をしてくれた。

　Chailey Heritage Clinical Services のすべての職員，特に臨床姿勢チームの貢献と並々ならぬ献身には多大なる感謝をしている。

　Active Design は，本書の第 1 版の出版，流通を輝かしい成功に収め，姿勢ケア器具を一般にも入手しやすくし，利用者および専門家から絶大なる支持を得ることに貢献した。作業療法士の Sandy Clarke と理学療法士の Jo Jex は，Active Design 主催の姿勢ケアの全国養成コースを実施し，使用法の普及を成功に導いた。

　本研究の初期段階に力添えしてくれた Carolyn Nichols と Noreen Hare にも感謝を述べる。

　改定新版へは，Chailey Heritage Clinical Services の神経障害科の相談小児科医 Yasmin Khan，作業療法，言語聴覚療法，理学療法，リハビリテーション工学チームにもおおいなる貢献をしていただいた。

目次

1　序論と用語

- 1.1　序　論　3
- 1.2　運動，能力，生体力学　8
- 1.3　骨盤と肩甲帯の姿勢評価方法　10
- 1.4　体重負荷　14
- 1.5　対称性　16
- 1.6　Chailey 姿勢能力発達レベル　18

2　Chailey 姿勢能力発達レベル

- 2.1　序　論　21
- 2.2　Chailey 姿勢能力発達レベル：背臥位　22
- 2.3　Chailey 姿勢能力発達レベル：腹臥位　25
- 2.4　Chailey 姿勢能力発達レベル：床上座位　28
- 2.5　Chailey 姿勢能力発達レベル：椅子座位　31
- 2.6　Chailey 姿勢能力発達レベル：立位　33

3　姿勢能力と実用的能力

- 3.1　臥位能力・座位能力・立位能力間の関連性　39
- 3.2　Chailey 姿勢能力発達レベルと巧緻運動能力の関連性　41
- 3.3　学習初期の技能と上達した技能の関連性　43
- 3.4　Chailey 姿勢能力発達レベルと認知能力の関連性　45

4　理論的基盤

- 4.1　なぜ，姿勢ケアを行う必要があるのか　51
- 4.2　神経可塑性　52
- 4.3　運動制御理論と姿勢ケア　54
- 4.4　運動学習理論　58
- 4.5　感覚経験の重要性　60
- 4.6　生体力学　63
- 4.7　筋の適応性　68
- 4.8　骨の適応性　74
- 4.9　姿勢能力と筋骨格系変化の関連性　77
- 4.10　接触支持面の影響　85
- 4.11　褥瘡（組織損傷）の予防　87
- 4.12　空間における身体位置の影響　89

5 評 価

5.1 序 論 95
5.2 姿勢能力の評価 97
5.3 姿勢ケア実施のための評価 102
5.4 姿勢ケアにおける臨床意思決定 104
5.5 評価表の使用方法 107

6 臨床への展開

6.1 序 論 123
6.2 24時間姿勢ケアプログラムの計画と実際 124
6.3 臥位姿勢 128
6.4 座位姿勢 133
6.5 立位姿勢 146
6.6 移 動 151
6.7 Chailey姿勢能力発達レベルの使用 153
6.8 症例検討 158

7 参考文献および索引

7.1 参考文献 165
7.2 挿入図の索引 172
7.3 索 引 174

【装丁】関原直子
【表紙写真】今川美佐子

1

序論と用語

1.1 序　論

1.2 運動，能力，生体力学

1.3 骨盤と肩甲帯の姿勢評価方法

1.4 体重負荷

1.5 対称性

1.6 Chailey 姿勢能力発達レベル

1.1 序　論

　新生児集中治療室において，治療に活用可能な専門知識や技術が増加しているにもかかわらず，幼児期を越えても重度の神経学的障害を残存する子どもたちや，小児期に重度の外傷を受けた子どもたちの数は，期待通りの減少をみせていない（Hagbergら，1996；Pharohaら，1996）。しかも重篤な神経学的障害をもっていても，子どもたちや家族の人生の質を高めるべきであるという文化的期待感も高まっている。

　Chailey Heritage Clinical Services を利用している子どもたちの多くは重度な神経学的障害をもっており，これまでわれわれは彼らに対する姿勢ケアのためのアプローチを開発してきている。それには治療や器具作製のために必要な姿勢能力に関する一定の一貫した評価方法が含まれている（Mulcahyら，1988；Greenら，1995；Pountneyら，1999）。このアプローチで行われる治療や器具は，正常運動制御の促進，日常生活能力の改善，変形の進行予防を行うために，計画・作成されている。われわれはいくつかのプロジェクトにて，子どもたちの臥位・座位・立位姿勢能力を含めた姿勢ケアについて，さまざまな視点について研究を行ってきた。

　この章では正常運動発達の知識が姿勢ケアプログラムのための基礎として用いられてきた理由について説明を行う。

キーポイント

> 姿勢ケアという用語には，以下のような姿勢能力に影響を与えるすべてのものが含まれている。
> - ポジショニングと移動用器具
> - 個別治療場面
> - 能動的な運動練習
> - 装具

　臥位・座位，そして立位姿勢の研究は共通した2つの重要な要素をもっている。1つは姿勢分析の一貫した方法を開発する必要性，もう1つは評価やコミュニケーションのための共通言語の必要性という要素である。

演習課題

> 次の6枚の図をみて下さい。あなたの現在使用している分析方法を用いて，図について5分間で記述して下さい。

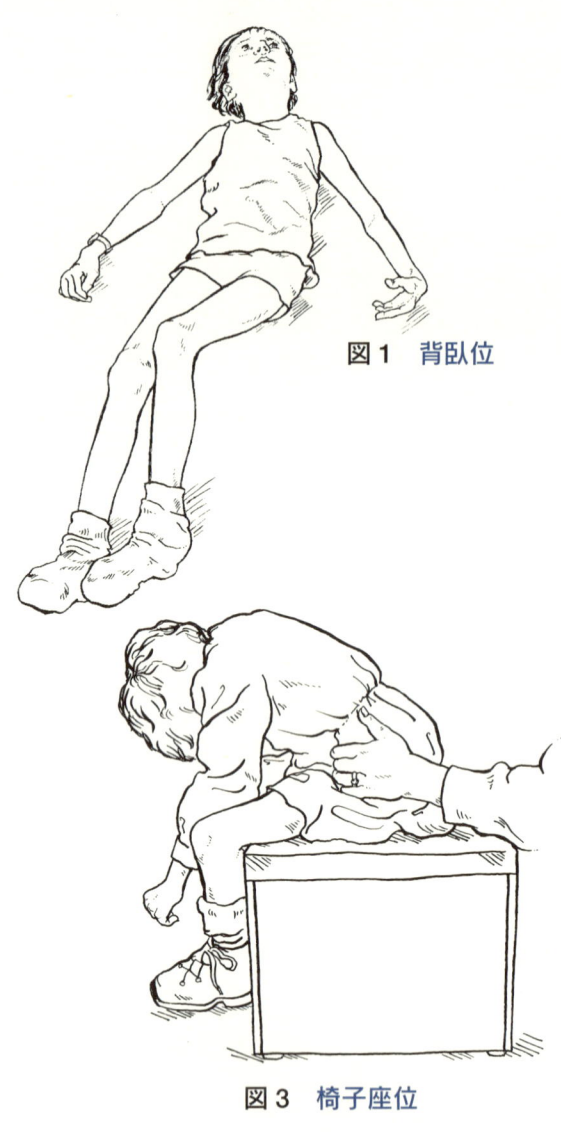

図1 背臥位

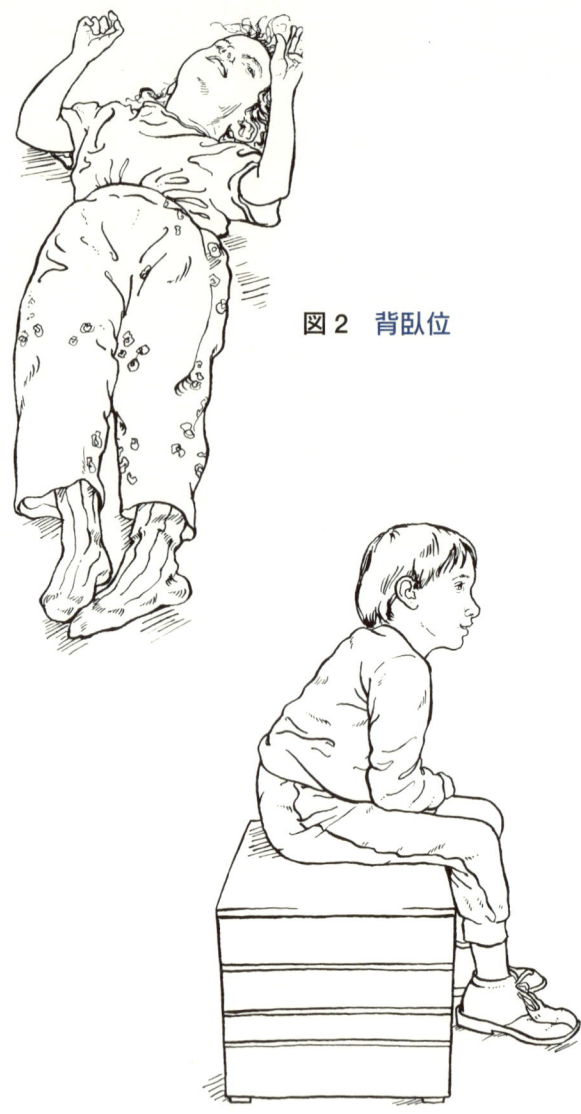

図2 背臥位

図3 椅子座位

図4 椅子座位

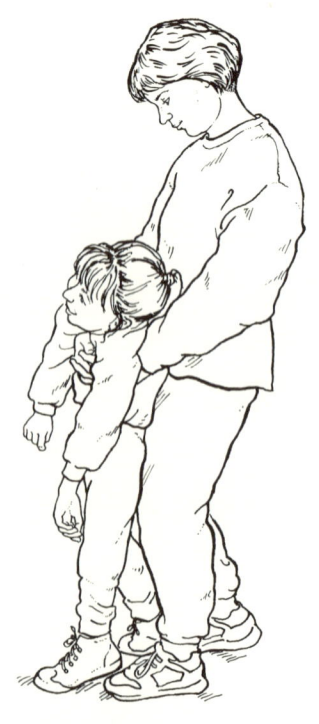

図5 立位

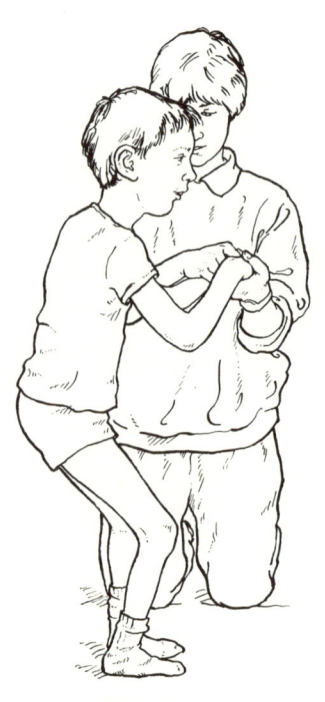

図6 立位

観察したものについての解釈の仕方，記述の仕方はさまざまで異なっており，さまざまな方法がある。本書ではわれわれが考案した最も有意義な方法を紹介していく。

本書を読み終わった後，再度図をみて同じ作業を行い，最初の答えとの違いを比較してみて下さい。

あなたが図をみて記述した内容は対称性や姿勢に関することかもしれない。もしかするとあなたは細かな部分を客観的な方法で記述することが難しいと感じたかもしれない。この難しさは姿勢に対するわれわれの捉え方や使用している用語の多様性と関連している。つまり多職種のチームにおいて，このことは多くの問題を引き起こす。そこで，明確かつ正確な理解を行うためには，共通した言語や基準が必要となる。

明確な基準のない課題のデータをみる場合，科学者はある理論モデルを構築しようとする。この理論モデルは明確な概念的枠組みとなり，さまざまな情報を一つひとつ評価する時に使用される。明らかに，使用されるモデルには研究データとの間に密接な関係が必要となる。一つの方法として，「正常な」状況における類似したデータに還元できる理論モデルを構築する方法がある。これは科学的なアプローチとして，例えば正常歩行分析においてすでに認知されている。正常運動発達の知識は，脳性まひをもつ子どもたちの臥位・座位・立位における姿勢能力発達の研究を行うにあたって基礎となりうる。

> **キーポイント**
> 1つのモデルは1つの理論である。特別な出来事や状況下で得られたさまざまな事実や観察を統合するために提案されたものである。

姿勢能力についての研究において，われわれはまず乳児の研究を行う必要があった。なぜなら，その時点で入手できた大量の文献の中には必要である詳細な情報が含まれていなかったからである。下の図はShirleyの研究による正常児の発達段階の例であるが，子どもが頭部のコントロールを獲得する時期と四つ這いを始める時期の間に何が起こったかについてわれわれの研究結果とは相違があった (Shirley, 1931)。

乳児は原始反射や，将来は発達過程の中で消失していくさまざまな筋緊張のような，数多くの神経学的陽性徴候を示す (Bobath, 1972；Chandler ら，1980)。し

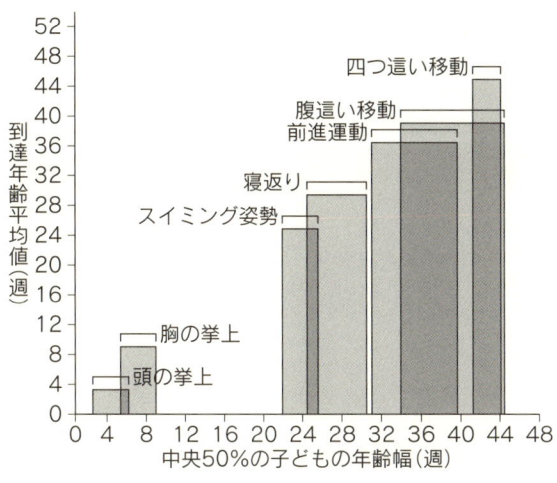

図7　Shirleyによる発達段階表

かしながら，これらは子どもの肢位，覚醒レベル，感情の状態，また環境によって変化しうるものである。

多くの臨床家は，脳性まひ児と関わる際に，子どもたちの異常な神経学的徴候について述べている。その際，反復性のない，不明確な誘発反応を信頼していることが多い。これらはある程度，検査者の認知・経験によるところが大きい。臨床家が使っている用語もあいまいで混乱しやすいこともある。例えば，両側性片まひ，混合型脳性まひ，痙直型四肢まひ，両側性脳性まひなどの用語は一人の子どもに対してすべて適用している場合がある。しかし，子どもの姿勢能力についてはなんの情報も含まれていない。

いくつかの研究において，神経学的陰性徴候（筋力低下，易疲労性，協調運動の欠如）は神経学的陽性徴候（反射活動や痙性）よりも機能に大きな影響を及ぼすことが報告されている（Carr, Shepherd, Ada, 1955；Neilson, McCaughey, 1982）。また，姿勢反応や原始反射の評価は，信頼性に欠け，再現性がなく，客観的な手段にならない（Carr，Shepherdら，1955）。

これまで運動制御の神経学的視点が過大に強調され，筋骨格系などのその他の系が無視されてきた。しかし運動機能障害において，筋の長さ，筋力，生体力学は大きな役割を担っていることが急速に認識されてきており，多くの場合，本来の神経学的障害よりも，より大きな影響を及ぼしていることがわかってきた。

そこで，発達を神経学的視点よりも生体力学的な視点で焦点をあてることで，運動障害の有無を問わず，すべての子どもの姿勢能力について評価することができる。この情報収集の方法は，迅速で，簡便で，信頼性があり，再現可能で，客観的である。

この議論の論理を推し進め，最も効率的に行うためには，神経学的障害をもつ子どもたちの姿勢に対する治療と姿勢ケアは，その根本的問題である筋力低下・易疲労性・協調性に対処していく必要がある。もし，神経学的徴候を運動能力低下の指標として捉え，姿勢能力の改善を目的にして治療を行えば，この神経学的徴候は減少し，消失していくであろう（正常児にみられるように）。

Piperら（1994）は，運動発達の早期段階を定義づける研究について出版し，Alberta Infant Motor Scaleと呼ばれる妥当性のある評価を開発した。また，Blyも1994年に出版している書物の中で，それぞれの運動発達指標がどのように遂行され，どのように技能へ発展，展開されるかについて詳細な記述を行っている。この両方の書籍における運動発達の分析は，Chaily Heritage Clinical Servicesで行っているわれわれの研究と一致するものであった。

Chaily Heritage Clinical Servicesでは，客観的な評価を提供するために，正常運動発達で用いるモデルを開発した。これは正常な乳幼児の発達で起こる生体力学的変化を用い，この変化と同時に起こる身体能力と，日常の実用的な能力とを関連づけている。つまり，発達が進んでいく時の生体力学の側面，肩甲帯・骨盤・頭部や四肢の詳細な位置に注意を向けるということは，Chailey姿勢能力発達レベルは脳性まひをもつ子どものための評価手段として用いることができるという意味をもつ（Greenら，1995；Pountnyら，1990）。

キーポイント

> 生体力学的変化，身体能力の変化，日常の実用的能力の変化は，正常児においても神経学的障害をもつ子どもにおいても運動発達の同じ段階で起こる。

それゆえ，神経学的機能障害の徴候よりも，到達した発達段階に，大きな強調点をおいている。

　姿勢能力の評価は臥位・座位，そして立位といった姿勢において定義づけられており，発達段階を通じて，発達のわずかな段階づけを詳細に述べている。このような詳細な情報は，治療計画の立案，記録の容易性，治療器具の作成を可能にする。また，改良器具は，子どもに一つ高いレベルでみられる姿勢を経験させることで，発達順序に沿って進歩・進化させていくために用いる。

　次の節では，使用される用語について説明を行い，姿勢能力の評価については「第2章 Chailey姿勢能力発達レベル」で詳細に述べる。

1.2 運動，能力，生体力学

この節では，運動，能力，生体力学という用語が本書でどのように使われているか説明する。

前節ですでに movement（運動），ability（能力），biomechanics（生体力学）という用語は，子どもを評価する際，観察した内容を記述するために用いられてきた。このような用語を使用する時，関係者が皆同じ意味で用いていることが重要なことになる。なぜなら，このような用語は評価，治療，器具作成などのアプローチの基礎となっているからである。常に同じ用語を使用するよう努力していても，難しいかもしれない。

運　動

運動という用語を正確に記述することは難しい。偉大なダンサーである Nijinsky でさえ「もし私が運動を説明できたとしたら，もうダンスをする必要はないでしょう」と述べている。

それでも運動は評価過程の非常に重要な部分であるので，運動について記述しなければならない。辞書では，次のように定義づけられている。

運動：ある共通のイデオロギーをもった人々の集団；便通；交響曲の楽章；機械の可動部分；体幹，頭部もしくは四肢の位置の変化。

われわれがここで用いる運動は，接触支持面との関係における頭部・体幹・四肢の位置の変化とそれぞれの関係を記述していく。

能　力

能力についての辞書での定義はそれほど複雑なものではない。

能力：必要な技能もしくは資質；相当なレベルの熟達；特別な才能。

われわれがここで用いる能力とは，ある特定の資質能力，もしくは運動技能のレベルのことである。

われわれは「第2章 Chailey 姿勢能力発達レベル」において，これを定義づけている。

生体力学

これは運動発達領域においては比較的新しい科学であるが，われわれのアプローチに多大な変革をもたらしてきた。また，優秀な工学技術者からの姿勢ケアに対する興味・関心が急速に高まってきている。その結果としてわれわれは，いかに「力」が身体に影響を及ぼしているか，またいかにこれらの「力」を最もうまくバランスをとり，制御できるかについて多大な洞察を得ることができた。辞書では，生体力学について以下のようにうまく定義づけられている。

生体力学：生体および生物体の力学を取り扱う科学。特に骨格のてこ，アーチ，筋，重力によって骨格に作用している応力の力学に関する科学。

「現在では長さの単位にフット，フィートを理解する人がほとんどいないので，メートル法を使って話すべきだ。コースの距離は 1.6 マイルです」

David Vine

われわれがここで生体力学という用語を用いる際には，身体の体重負荷の領域，筋や重力による身体への影響の及ぼし方，さらにこれらの力の最も効率的な制御方法について述べていく。

キーポイント

> 正常発達において，子どもの運動発達の不可欠な部分として生体力学的変化は起こっている。また，子どもの身体にかかる力は筋骨格系の発達や子どもの運動能力にも影響を及ぼしている。これら2つの視点は「発達生体力学」として知られている。

運動・能力・生体力学は相互に関連しあっている。子どもを観察し，評価する時，どのように体重負荷しているか，さらに肩甲帯や骨盤の位置，そして対称性なども理解する必要がある。これらを学ぶ最善の方法は，まず自分自身でやってみることである。

1.3 骨盤と肩甲帯の姿勢評価方法

骨盤の位置

それでは骨盤を観察することを始めてみよう。骨盤の位置は，腰椎との関係で決まってくる。背臥位になり，腸骨稜を手で確認し，前方に沿って最後まで動かしていくと上前腸骨棘（ASIS：anterior superior iliac spine）を触ることができる。次に，再度腸骨稜に沿って後方へ脊柱まで動かしていく。この位置から両下肢のほうへ触っていくと2つのくぼみを感じることができるはずである。これらは上後腸骨棘（PSIS：posterior superior iliac spine）が仙骨と結合する部位である。

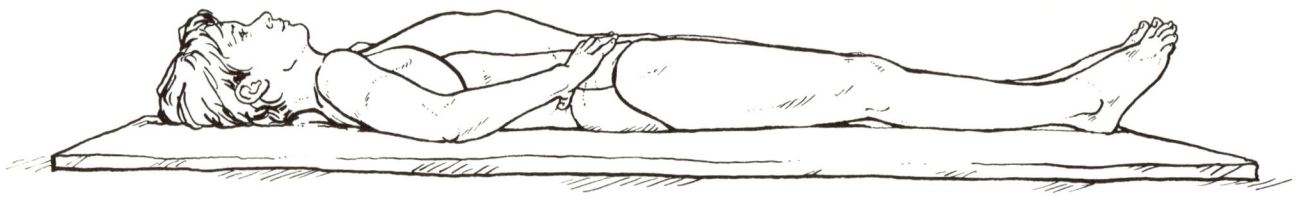

図8　骨指標の確認

骨盤の上に手を置き，中指を ASIS の上に置き，母指を PSIS の上に置く（もしくはできるだけ近くの場所を触れる），示指は腸骨稜に沿って置いておく。そして背中を平らにしてみたり，反らすように動かし，次いで足や下肢を空中に持ち上げてみる。骨盤の動きを感じることができるであろうか。背中を平らにしたり，下肢を空中に持ち上げた時に骨盤は後傾し，背中を反らしている時や下肢を床に下ろしている時は，骨盤は前傾する。

まず，両下肢をまっすぐ伸ばし膝を床につけた状態で，骨盤を前傾位に起こしてみる。そこで両膝を少しだけ曲げ，同様に骨盤を前傾位に起こしてみる。両膝を少しだけ曲げたほうが骨盤の前傾が容易で，その可動範囲も大きくすることができるであろう。

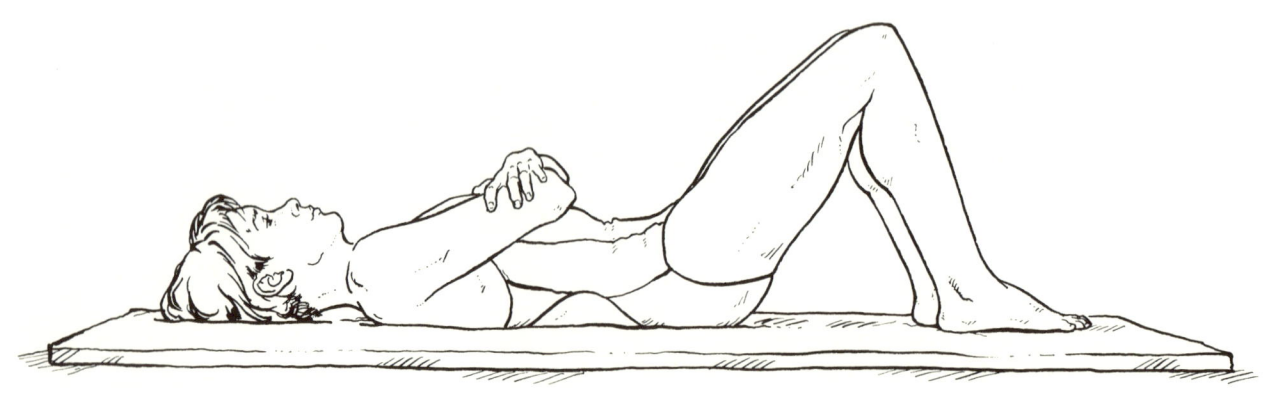

図9　後傾

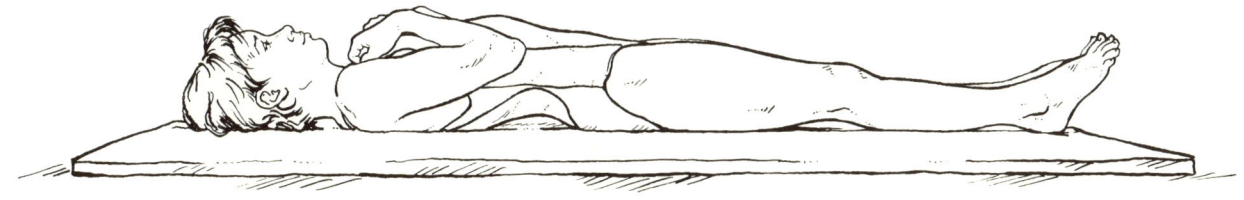

図10　前傾

　次に腹臥位になり骨盤を前傾，後傾して動かしてみる。後傾位の時に骨盤が床に接触していないことを感じ取ることができる。もし，上肢で身体を押し上げる（on-elbows）と，より容易に骨盤は前傾する。

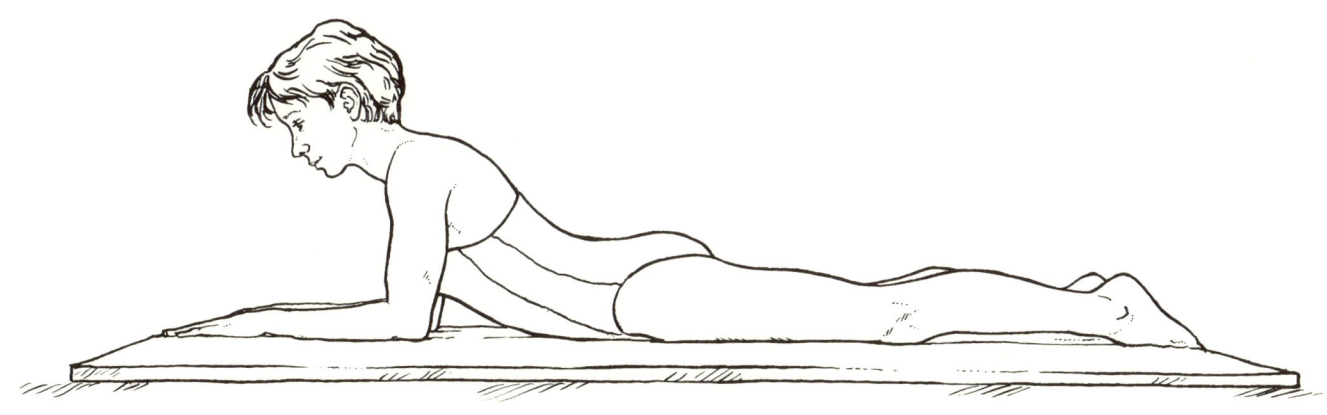

図11　腹臥位

　ここで，腹臥位で平らに寝て，骨盤を後傾位（ASISは床に接触している）に維持し，頭部を持ち上げるようにする。
　両下肢が支えられるような適当な高さの椅子に座り，前述のように骨盤の上に両手を置き，骨盤の前傾・後傾の動きを試してみる。もし，このことが難しいようであれば，背中を反らせたり，平らになるようにしてみる。椅子の上で背中を丸くして座り込む時に，骨盤は後傾位になっている。同じことをとても柔らかいソファーの上で行い，いかに骨盤を動かすことが難しいか確認してみる。

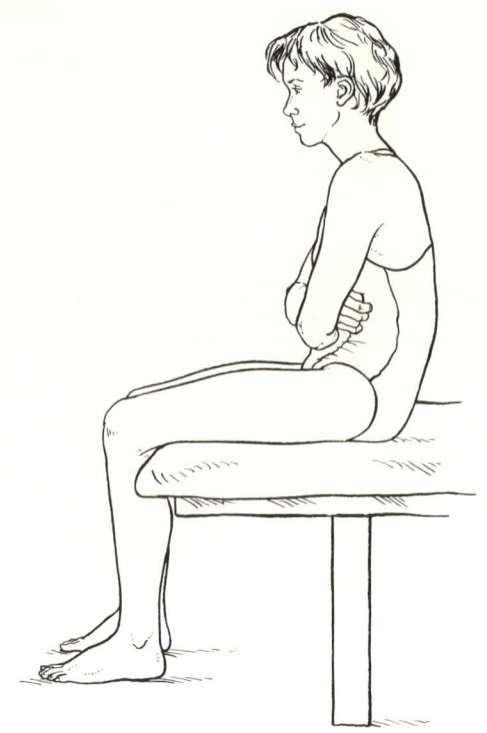

図12　骨盤後傾

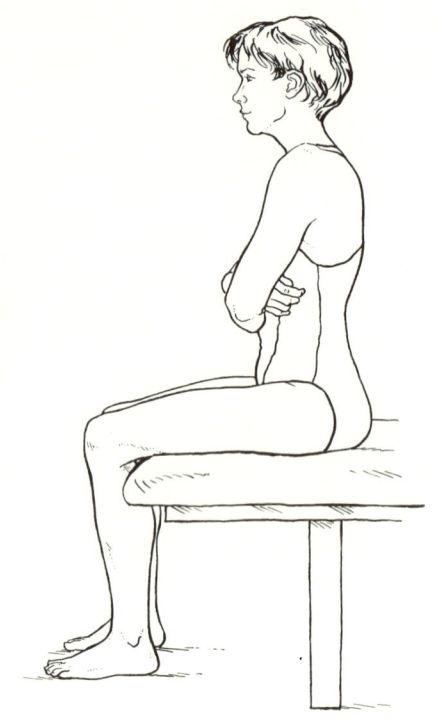

図13　骨盤前傾

このほかにも考える必要がある骨盤の位置がいくつかある。もう一度硬い座面の椅子に座り，両手を骨盤の上に置き，一側の骨盤を前方へ，反対側の骨盤を後方へ押しながら動かしてみる。この時，一側の下肢の長さが反対側より長くなったようにみえる。これが骨盤の回旋運動であり，簡潔に後方回旋（もしくは時に後退）もしくは前方回旋（右側もしくは左側）と記述される。

次に，体重の大部分を一側の臀部に負荷すると，反対側の骨盤が上方へ上がる。これが骨盤の傾斜であり，これも簡潔に下制もしくは挙上（右側もしくは左側）として記述される。

骨盤の位置について正確で客観的な記述の仕方として，3つの方法をもっていることになる。

- 前傾もしくは後傾
- 前方もしくは後方回旋
- 傾斜（下制もしくは挙上）

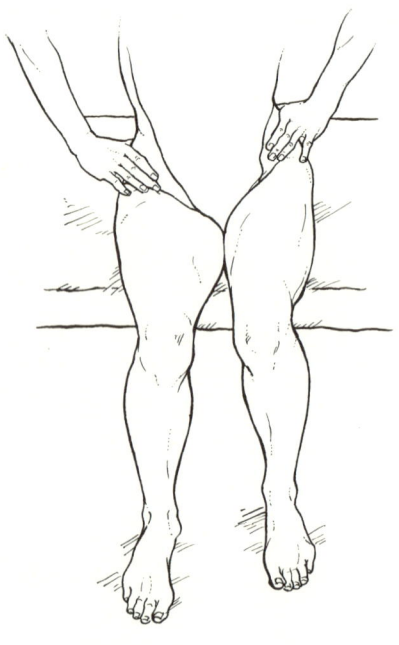

図14　非対称的座位

頭部と肩甲帯の位置

　次に肩甲帯についてみていく。これは非常に柔軟性のある上肢をもっていない限り，動きを感じとることが難しい！

　背臥位にて上肢をリラックスさせて体側に置き，肩関節前方を天井の方向へ（耳の方向ではなく）上げ，肩甲骨が動いているのを感じてみる。肩甲骨が胸郭から離れ，さらに上方へ動いていく時，これを肩甲骨の前突と呼び，床と肩との間に隙間が生じるのを確認できる。肩甲骨が脊柱の方向へ近づいていく時，これを肩甲骨の後退と呼び，床と肩との間に隙間は生じないであろう。

　腹臥位にて前腕で床を押し，肩と肘の線が一直線になるように保持してみる。この時，肩甲帯の位置はどのようになっているであろうか？　もし，前腕もしくは手掌で床を押して身体を支持できると，肩甲帯前突ができたことになる。

　椅子座位にて両肩甲骨を近づけるようにして，肩甲帯を後退させてみる。この位置を保持したまま，両上肢で前方へリーチ動作を行うこと，つまり肩甲帯を後退させたまま，探索や物の操作のために両手を合わせることは不可能である。

　この3つの練習をもう一度繰り返し行ってみる。しかし，今回は肩甲帯が後退している時に，顎の位置がどのようになっているか意識を集中させながら行ってみる。またその位置から肩甲帯を前突させた場合，どのように顎の位置が変化するか意識してみる。肩甲帯が前突する場合に，顎を引くことが容易になることに気づかされるであろう。もしこのことが判断しにくい場合は，頭の下に本を置いた状態で背臥位になり，両上肢を外側へ広げ（肩甲帯を後退させ），顎を上下に動かしてみるようにする。おそらく顎を突き出し，頭部を伸展した時のほうがより快適に動かせるであろう。

　このような骨盤や肩甲帯の位置の評価をまず自分自身でできるようになったら，次に他の成人や子どもを評価してみる。それからさらに自分が担当している子どもを評価してみなさい。その際には，骨盤や肩甲帯の位置は必ずしも静的なものではないこと，さらに姿勢能力のレベルが高い子どもたちは位置を変化させる能力があるということを忘れてはならない。

1.4 体重負荷

体重負荷は，身体の位置，姿勢の生体力学にとっては必須の要素である。これは支持面と接触している身体の領域として記述される。

われわれは正常乳幼児の研究を行うために，表面がアクリルのテーブルを用い，テーブルには45度の角度で鏡を取り付け，乳幼児が身体のどの部分で体重負荷を行っているか，身体が動いた時や子どもの運動能力が向上した時にどのように体重負荷のパターンが変化するかを確認できるようにした。

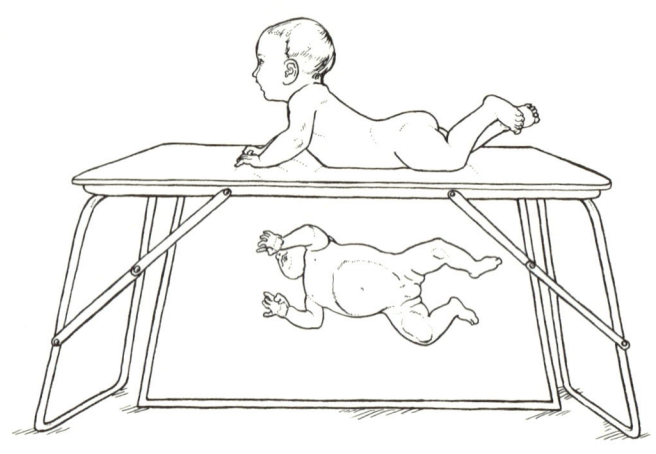

図15　テーブル上臥位

子どもの時に顔を窓に押し付け遊んでいたのを思い出して下さい。このテーブルはそれと似たような原理であり，体重負荷された領域が押しつぶされ白くなる。

> **演習課題**　まず，テーブルの上にのっている乳児の2枚の図をみて下さい。子どもによって，どのように体重負荷している領域が異なっているかを記述して下さい。

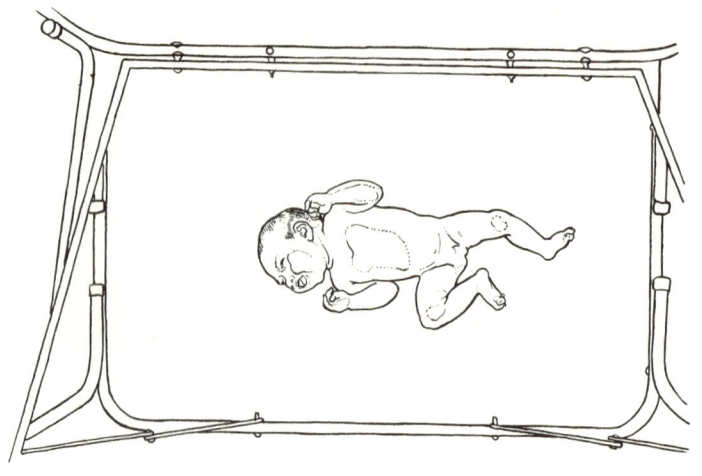

図16　テーブル上臥位

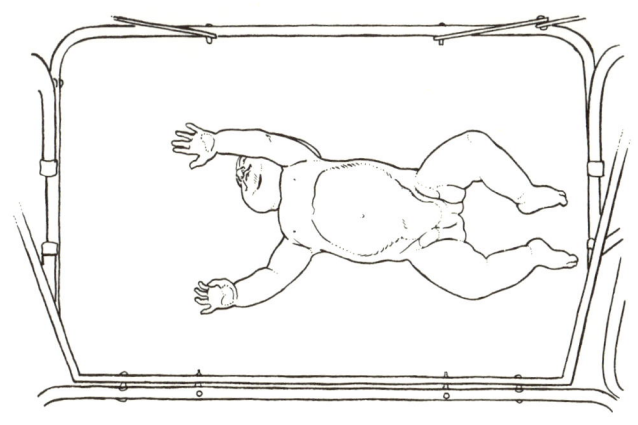

図17　テーブル上臥位

これをどのように考えるか？
　この研究から得られた情報として，運動能力が発達してくると主に骨盤や肩甲帯の位置が変化し，それと呼応するように体重負荷のパターンも変わってくることがわかっている。
　骨盤や肩甲帯の位置を評価する場合，もし骨盤が腹臥位で後傾していると支持面に接触していないことを思い出して下さい。つまり，接触支持面に体重負荷されていないということである。
　また，体重負荷は接触支持面の種類・形態によっても影響を受ける。年老いた修行者や行者だけは，たくさんの釘が上を向いたような支持面の上で全体重をのせ座っているが!?

> 体重負荷は，できるだけ広い領域で均等に分布される必要がある。

キーポイント

　もし，体重負荷領域が狭い部分に集中してしまうと，組織外傷の高い危険性が常にあることになる。もし，子どもが長時間・長期間，一つの同じ姿勢で過ごす場合，局所的な圧による褥瘡を避けるために体重負荷領域をできるだけ広い領域で均等に分布させる必要がある。
　また，子どもがどの部分で体重負荷しているかわからない場合は，子どもと支持面の間に手を差し入れ，重さを感じ取ってみなければならない。

> 下の図の子どもをみて，体重負荷領域を記述して下さい。

演習課題

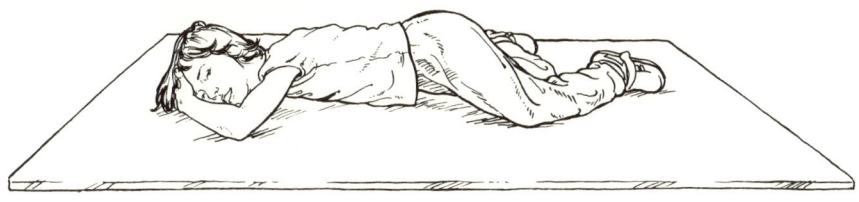

図18　腹臥位での体重負荷面

1.5 対称性

対称性とは，正確にはどのような意味であろうか？
まず，辞書による定義からみてみる。

対称性：構造や物体の両側の大きさや形などが正確に一致していること；調和もしくは均整；部分間の統制にある釣り合い。

この定義の後半の部分が，われわれが用いる対称性という用語を最も適切に表現している。われわれの身体は，どの方向においても決して対称的ではない。しかし，この対称性という用語は身体の各部分における制御された調和，そして釣り合いを述べるために用いる。

演習課題

> 少しの間，休憩をしてあなたの今の姿勢について考えてみて下さい。あなたの姿勢は今，対称的だと思いますか。

その姿勢について簡潔に述べてみて下さい。脚を組んでいるか？　後方もしくは一側にもたれかかっているか？
われわれはすべての人が非対称的であると考えている。

そこであなたが姿勢を少しでも変化させ動くまでに，どれほどの時間がかかるか考えてみて下さい。

次に，あなたは退屈な会議に出ており，非対称的な姿勢で身体を固定させている。どれくらいの時間でその姿勢が不快になり，他の姿勢に変える必要が出てくるであろうか。あなたの同僚は何回くらい身体を動かしているかよくみておいて下さい。そして，彼らが対称的な姿勢を選んで，その姿勢のままでいるか，もしくは別の非対称な姿勢に移行するかどうか観察して下さい。

われわれは，必ずいつも対称的な姿勢を選択しているわけではない。われわれはいつでも姿勢変換することができ，一つの姿勢に制限されることはない。

正常運動発達では，乳幼児は最初から安定した対称姿勢をとることはできない。また運動の協調性が改善されてくると，対称姿勢を保持できるようになり，最終的には制御された方法を用いて対称姿勢と非対称性姿勢の間を自由に動けるようになる。

神経学的な障害をもつ子どもたちは，この運動を起こす能力が欠如しているかもしれない。もし，彼らが非対称な姿勢をとらされたり，自分でとって，その姿勢から逃れることができなかったら，不快に感じ，身体を堅くしてしまいやすい。さらに，この状況が長期間存続すると，非対称変形を引き起こしてしまう。

この事態を防ぐために，われわれはさまざまな姿勢において対称性を提供する必要がある。この対称姿勢においては，ある程度の運動制御能力・姿勢変換能力の境界内で運動を行うことが可能になるようにすべきである。

対称姿勢になり，その姿勢を保持したり，そこから非対称姿勢に動いたりできるようになるためには，いくつかの方向で姿勢を制御する能力が必要である。また，本節の最初に記述したあなたの座位姿勢について，もう一度見直してみて下

さい。あなたは，左右方向・前後方向・上下方向，もしくは3つすべての方向において非対称な姿勢をとっているかもしれない。

本書の後半の章では，姿勢ケアプログラムの一部として治療や器具の実際場面での提供方法と理由について詳細に述べていく。

質 問

1. もし，子どもが長期間非対称姿勢をとり続けた場合，その結果引き起こされる可能性のある問題とは何か？
2. これに対し，われわれはどのようにして対処することができるか？

1.6 Chailey 姿勢能力発達レベル

　Chailey 姿勢能力発達レベルは，前節で述べた体重負荷・運動・対称性という要素を基盤とした姿勢能力の発達を記載したものである。一度，これらの概念を理解すると，より容易に姿勢や運動の分析が可能になる。

　以下の9つの要素は，Chailey 姿勢能力発達レベルの基礎となっており，正常乳幼児の研究において定義づけがなされている。この9つの要素が子どもの発達に伴って変化していき，その組み合せが子どもの姿勢能力を示している。

- 静止時および運動時に体重負荷している身体部分
- 体重負荷領域を変化させる能力：運動方法が制御不能であったり，制御可能であったり，前額面や矢状面の方向であったり，ある姿勢から動いたり，ある姿勢に戻ろうとした時の状態
- 骨盤の位置（後傾位・中間位・前傾位），そして体幹と下肢の位置
- 肩甲帯の位置（後退位・中間位・前突位），そして体幹と上肢の位置
- 頭部と下顎の位置（顎の突き出し，顎の引き込み，後退）
- 身体の側面の形状
- 体幹・四肢に及ぼす頭部運動の影響（頭部の運動方向に体幹が付随して動いたり，頭部とは反対方向に体幹が動いたり，体幹や四肢の運動に影響されずに頭部を動かす能力）
- 一肢を頭部，体幹，他の四肢から分離させて運動する能力
- 主要関節の特徴的な位置

　Chailey 姿勢能力発達レベルは，運動行為の個別の段階を順序立てて整理してあるもので，子どもの成熟として観察することができる。Chailey 姿勢能力発達レベルは，子どもがバランスや運動を制御させる発達能力，つまり非対称姿勢で制御不能な運動から，対称的でバランスのとれた姿勢，そして制御された方法で対称姿勢と非対称姿勢を自由に動くことができる発達能力へと進化する過程を説明している。

　Chailey 姿勢能力発達レベルは，子どもの姿勢能力を評価するにあたり，明確で，容易に反復可能で，信頼性があり，客観的な方法である。この姿勢能力発達段階は障害をもつ子どもにとっても，健常な子どもにとっても同じように有効である。ここでは異常な神経学的徴候は無視されていないが，焦点は，個々の姿勢能力発達段階で起こる生体力学変化を強調してあてている。それは障害をもつ子どもの運動の質や頻度，または範囲であり，健常な子どもとは異なっているかもしれない。

　「Chailey 姿勢能力発達レベル」については「第2章 Chailey 姿勢能力発達レベル」で述べる。

2

Chailey 姿勢能力発達レベル

2.1　序　論

2.2　Chailey 姿勢能力発達レベル：背臥位

2.3　Chailey 姿勢能力発達レベル：腹臥位

2.4　Chailey 姿勢能力発達レベル：床上座位

2.5　Chailey 姿勢能力発達レベル：椅子座位

2.6　Chailey 姿勢能力発達レベル：立位

2.1 序　論

　本章は，暗記する必要はないが一通り読み，その後，Chailey 姿勢能力発達レベルを使用していくことで理解できるであろう。
　Chailey 姿勢能力発達レベルは，神経学的な損傷をもつ子どもたちの評価として信頼性と有効性が証明されてきている。これはスクリーニング検査のような基準値や有効性はない（Pountney ら，1990；Smithers, 1991；Carpenter, 1998；Pountney ら，1999）。
　正常運動発達をモデルとして Chailey 姿勢能力発達レベルは，次のような目的で使用することができる。
- 姿勢能力の評価
- 治療計画の立案
- 治療効果の判定
- 姿勢支持器具および姿勢制御器具の設計
- 姿勢ケア器具の処方

　Chailey 姿勢能力発達レベルは，臨床目的においても研究目的においても信頼性のある正確な測定法として認められている。
　「第1章第3節 骨盤と肩甲帯の姿勢評価方法」で自分自身が行った骨盤の姿勢，肩甲帯の姿勢，対称性，体重負荷に関する実技演習を思い出してみよう。Chailey 姿勢能力発達レベルは，この4つの構成要素の観察とその4つに対する運動の効果を基盤として作成されている。
　各レベルの構成要素の理解と，その変化を引き起こす方法が介入計画を立案する時，必須のものとなる。

キーポイント

> レベルの特定よりも子どもの運動の分析がより重要である。

　子どもが最高の能力で達成できるレベルと，普段のレベルとの間に差がある場合も生じるかもしれない。評価の際，この2つのレベルを記録しておかなければならない。また子どもが休んでいる時，常に非対称な姿勢でいる場合，変形が発生する危険性が高いので，休息時の姿勢も記載する必要がある。
　Chailey 姿勢能力発達レベルの評価方法は「第5章 評価」で述べる。

2.2 Chailey 姿勢能力発達レベル：背臥位

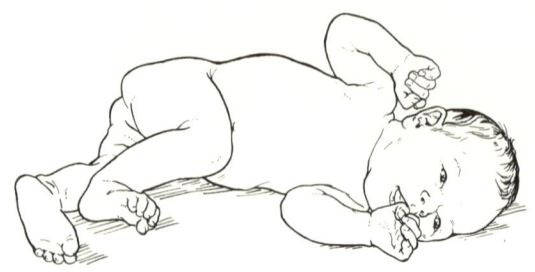

図19　レベル1

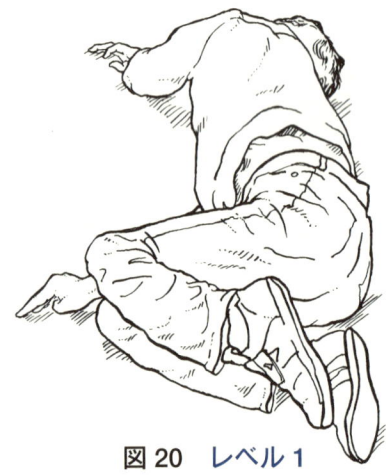

図20　レベル1

レベル1
- 背臥位姿勢に設定されても保持できない。瞬間的であったり，非常に非対称的であったりする
- 側臥位になり安定しようとする。その際，頭部の回旋に伴い全身が丸太状に転がる
- 頭部，体幹，上腕，大腿の一側で体重負荷する
- 頸部を伸展し，下顎を突き出す
- 肩甲帯を後退し，骨盤を後傾させる
- 上肢は乱雑で無秩序な動きをする

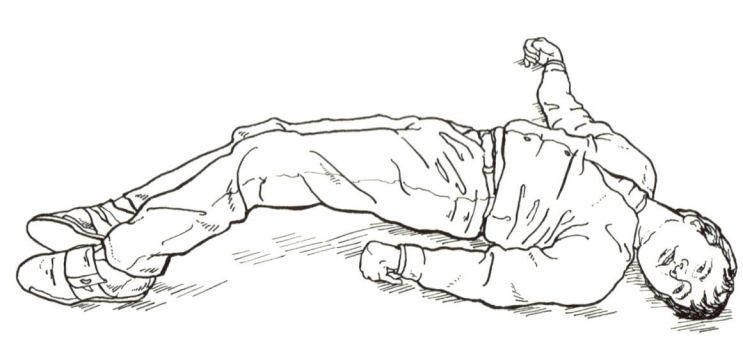

図21　レベル1

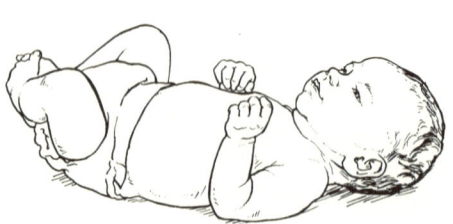

図22　レベル2

レベル2
- 非対称的姿勢
- 背臥位をとらせると安定する
- 頭部，肩甲帯，体幹，後傾位の骨盤で体重負荷する
- 下顎は突き出す
- 肩甲帯は後退し，肩関節は外転・外旋する
- 両上肢は外転する
- 頭部は一側を向き，骨盤と下肢は反対側を向いている
- 頭部の動きに伴い，骨盤は反対方向に動く
- 上肢は乱雑で無秩序な動きをする

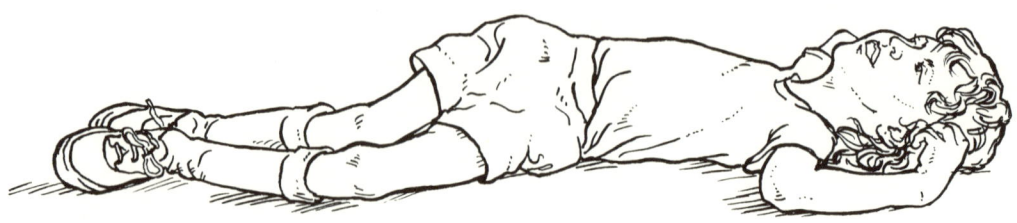

図23　レベル2

レベル 3
- 対称的姿勢を保持する
- 頭部，肩甲帯，骨盤，足部で体重負荷する
- 骨盤前後傾中間位，肩甲帯前突後退中間位により脊柱の生理的弯曲が保たれる
- 股関節は外転・外旋位をとる
- 下顎を後退することなく軽く引くことができ，頭部を左右へ自由に回旋できる
- 眼球の動きは制御されている
- 体側での片手握りをはじめ，握り拳やおもちゃを口へ運ぶ

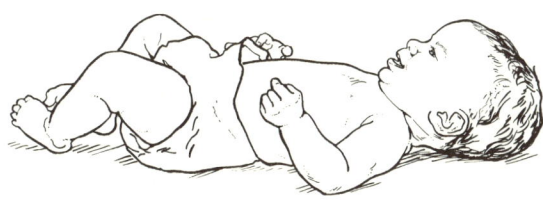

図24　レベル3

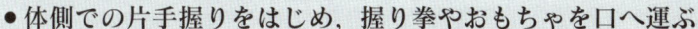

図25　レベル3

レベル 4
- 対称的姿勢
- 前傾位の骨盤，前突位の肩甲帯，上部体幹で体重負荷する
- 頭部と体幹のみでの体重負荷も可能となる
- 下顎を強く引き，頭部を自由に回旋させることができる
- 脊柱を確実に前弯できる
- 肩関節を屈曲・内転できるので，胸の前の正中線上で両手遊びが可能となる
- 骨盤の自由な動きができ始めるので，膝関節を屈曲し膝を手で触ったり，両下肢を伸展したりすることができる
- 両足が正中線上に集まる
- 側方への体重移動が始まる
- 一側下肢の挙上

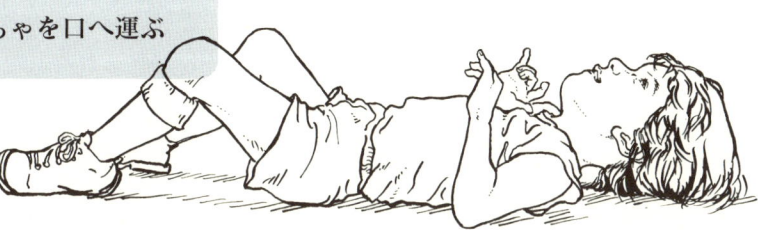

図26　レベル4

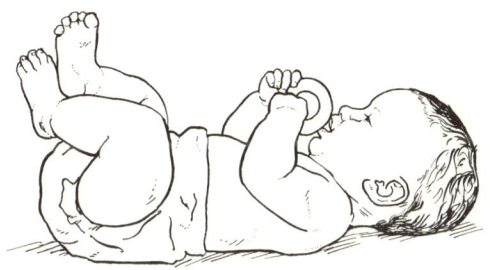

図27　レベル4

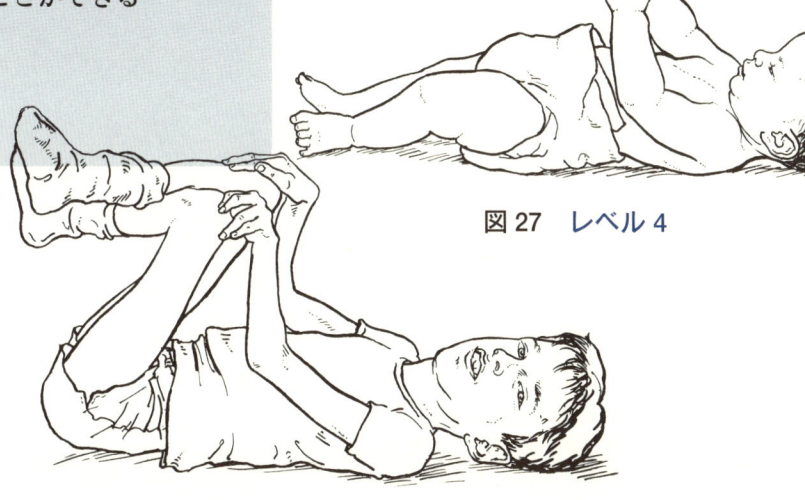

図28　レベル4

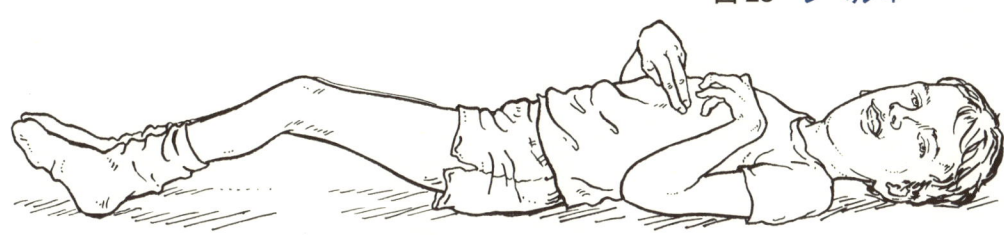

図29　レベル4

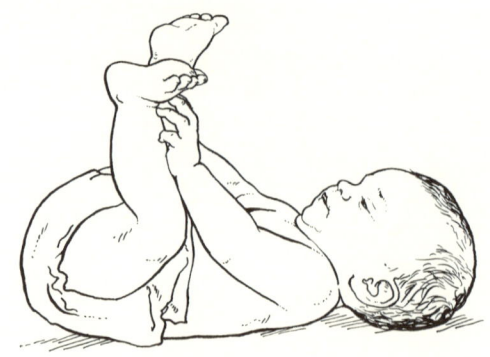

図30　レベル5

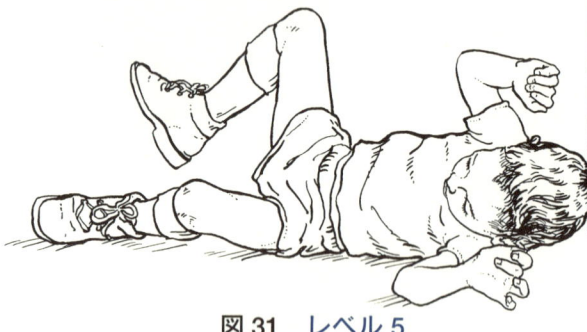

図31　レベル5

レベル5
- 肩甲帯と骨盤で体重負荷するか，体幹中心部のみで体重負荷する
- 体幹から分離して肩甲帯と骨盤を自由に動かす
- 下顎を強く引くことができる
- 骨盤を全可動範囲内で動かすことができる。股関節屈曲・膝関節伸展位で足趾で遊ぶことができ，この肢位のまま側臥位へと寝返る
- 背臥位に戻ることもできる
- 正中線を交差して手と足で遊ぶ

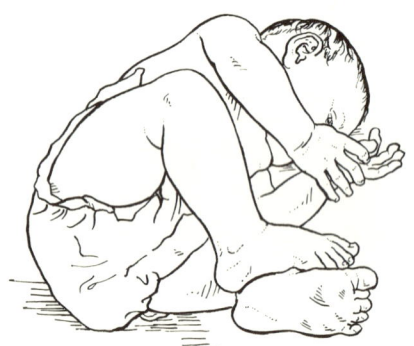

図32　レベル6

レベル6
- レベル5と同じ
- 骨盤と肩甲帯を自由に動かすことができる
- レベル5のように側臥位を経由し，失敗することなく腹臥位まで寝返ることができる。腹臥位では骨盤を前傾し股関節伸展位となる

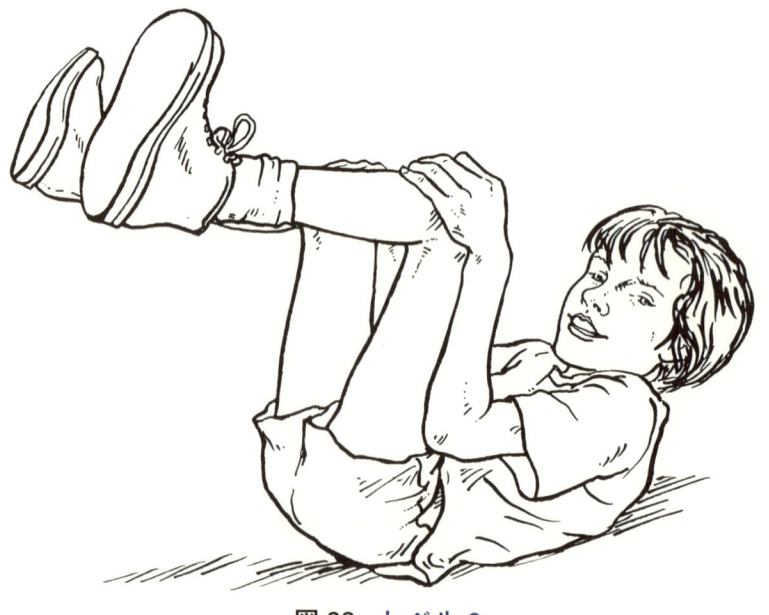

図33　レベル6

2.3 Chailey 姿勢能力発達レベル：腹臥位

レベル 1
- 頭部が重たく非対称的姿勢
- 顔面，胸部，肩，前腕，膝，足部で体重負荷する
- 骨盤後傾位
- 股関節と膝関節は屈曲位をとる
- 頭部は一側に回旋している
- 下顎前突位
- 肩甲帯は後退し，肩関節は屈曲・内転位をとっている
- 背中は平らに押しつぶされている
- この姿勢で手のおしゃぶりができる

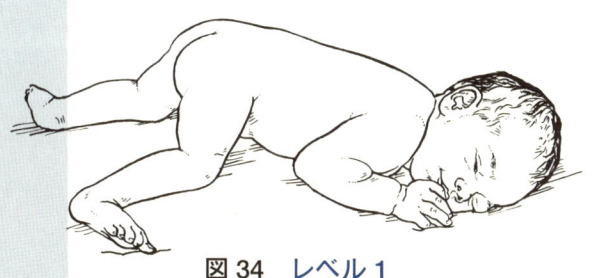

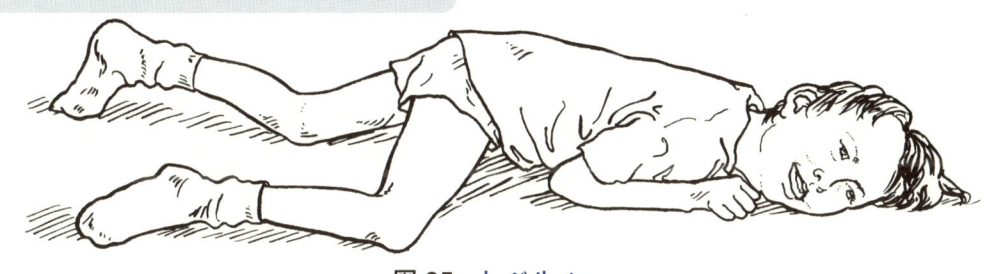

図34　レベル1

図35　レベル1

レベル 2
- 非対称的姿勢
- 腹臥位をとらせると安定する
- 顔面，胸部，上腹部，前腕，膝，足部でより広く体重負荷する
- 骨盤後傾位
- 肩甲帯後退位
- 肩関節は屈曲・内転位で，肘関節は屈曲位で体側につけている
- 上肢は体側にあり，股関節と膝関節は軽度屈曲位
- 頭部は一側に回旋している
- 下顎前突位
- 頭部を挙上し始める。しかし，背中は平らに押しつぶされたままで，骨盤の側方への動きを伴う

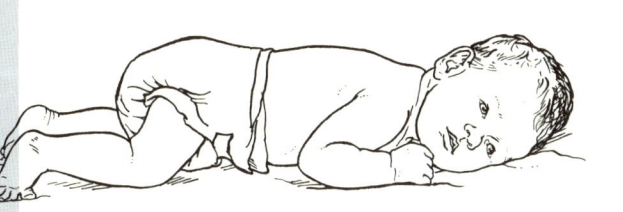

図36　レベル2

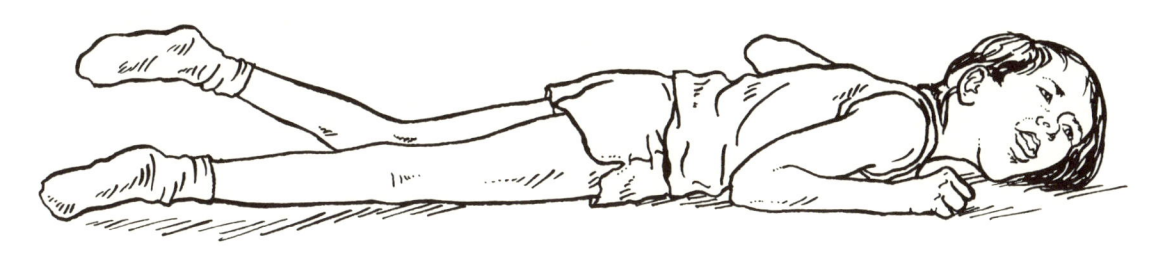

図37　レベル2

2 Chailey 姿勢能力発達レベル

レベル 3
- 対称的姿勢
- 下胸部，腹部，大腿，膝，前腕で体重負荷する（on-elbows）
- 骨盤と肩甲帯は中間位
- 両前腕で体重を支持する
- 脊柱は緩やかな伸展位をとり，大きな弧を描く
- 頭部と脊柱は一直線上にある
- 下顎を引いている
- 側方への体重移動は不安定なため，背臥位にひっくり返ることもある

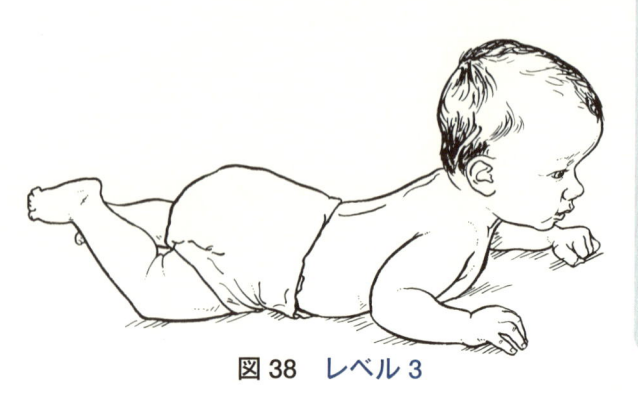

図 38　レベル 3

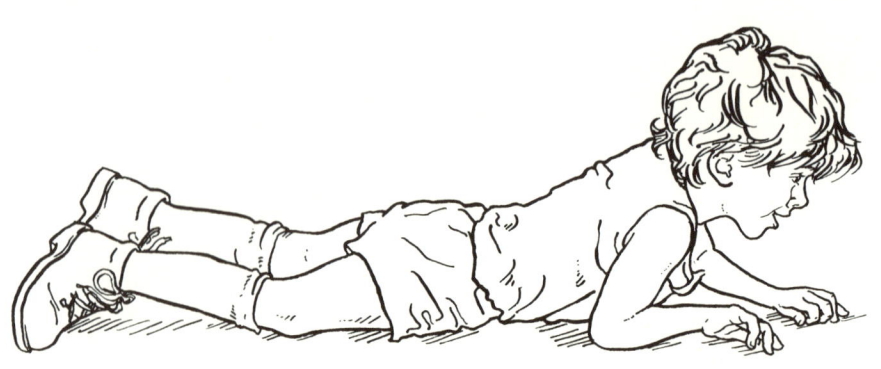

図 39　レベル 3

レベル 4
- 腹部，大腿，足部で体重負荷し，一側上肢（手または前腕）で支持する
- 骨盤は前傾位だが，体重支持は不十分
- 肩甲帯は前突位をとる
- 脊柱は上部体幹と下部体幹の分節間で伸展する
- 下顎を強く引くことができる
- 頭部を自由に動かせる
- 下部体幹から分離して頭部と上部体幹を動かせるため，体幹の軸回旋が可能となる
- 正中線上で手と足の遊びができる

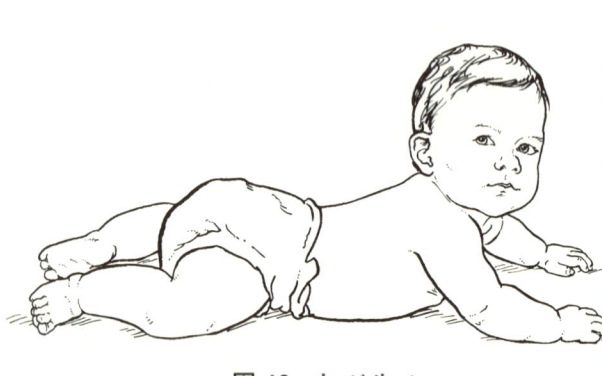

図 40　レベル 4

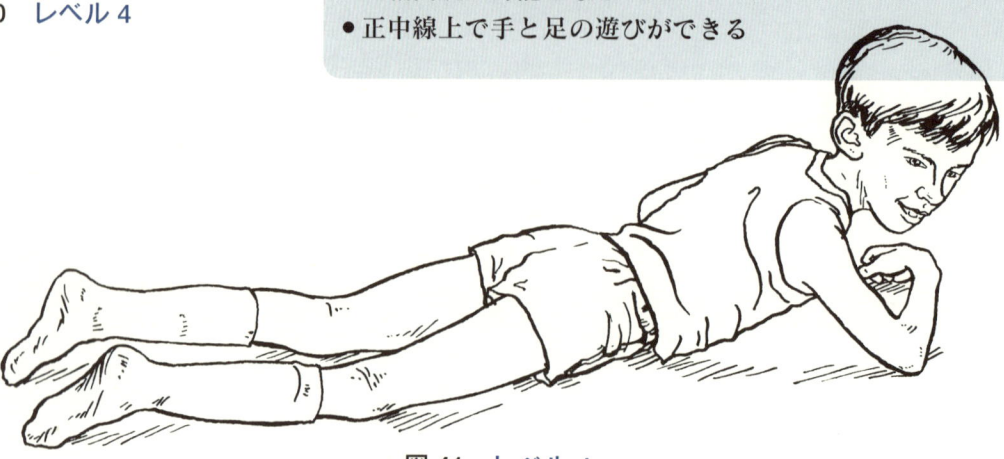

図 41　レベル 4

レベル5

- 腸骨稜，大腿，下腹部で体重負荷し，肘関節伸展位での手掌部支持（on-hands）となる
- 骨盤は前傾位，後傾位，または中間位をとる
- 肩甲帯は前突位をとる
- 骨盤，下部体幹，上部体幹，頭部の各分節間で角度をつけて脊柱を伸展する
- 下顎を強く引くことができる
- 頭部を自由に動かせる
- 骨盤で十分に体重支持ができるため，軸回旋や後方への移動ができる
- 背臥位への寝返りが可能となる

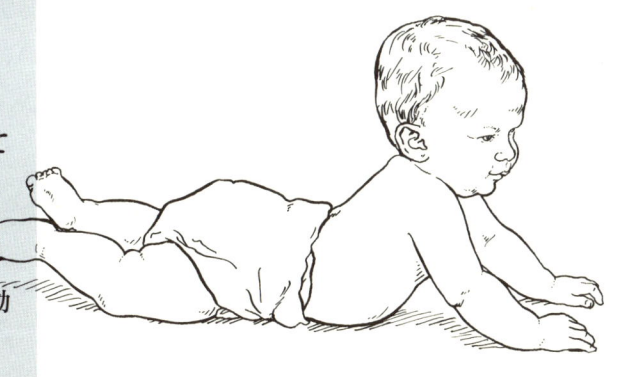

図42　レベル5

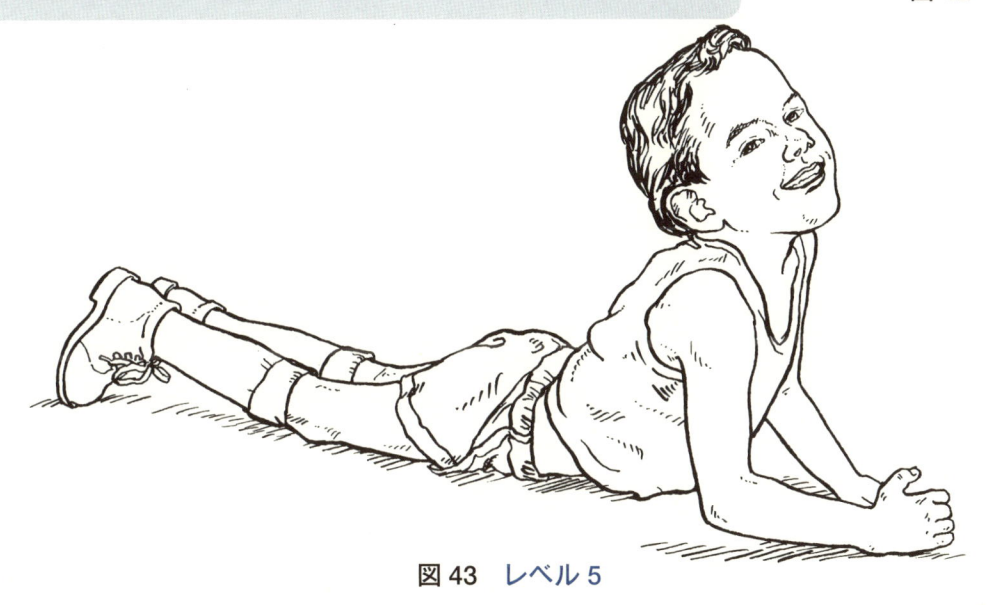

図43　レベル5

レベル6

- 骨盤と肩甲帯を自由に動かすことができる
- 両手と両膝で体重負荷を始める
- 四つ這い位で前後に揺れる（ロッキングする）

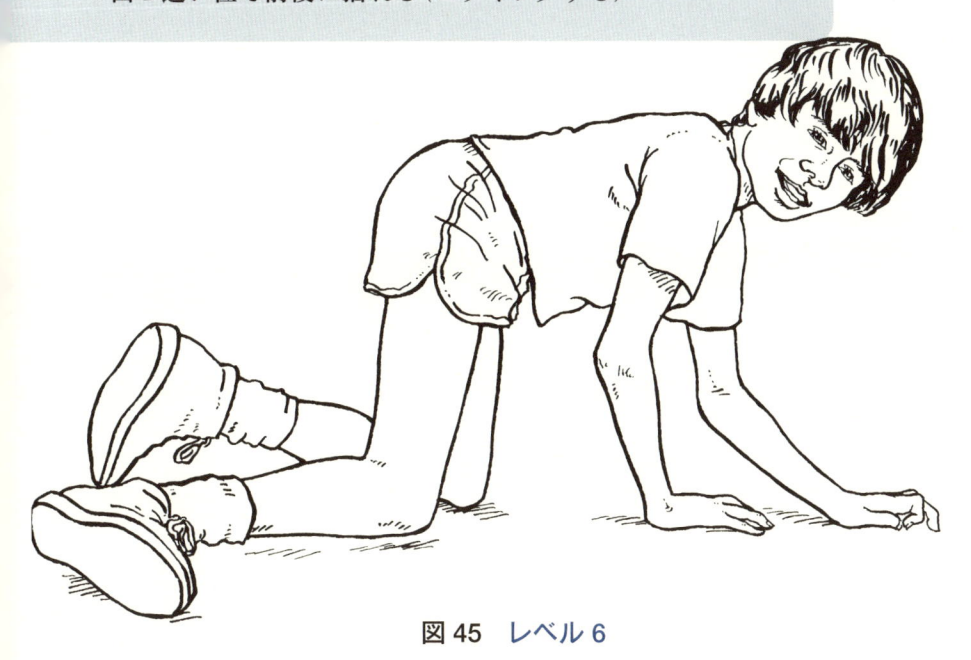

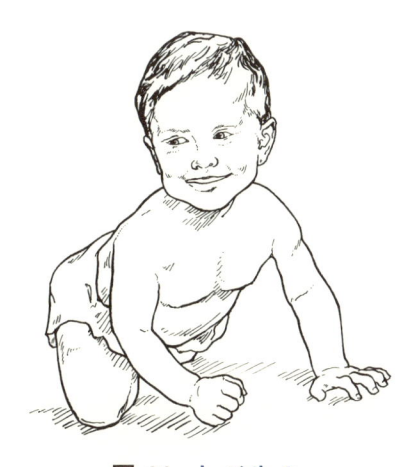

図44　レベル6

図45　レベル6

2.4 Chailey 姿勢能力発達レベル：床上座位

レベル1
- 元来，脳性まひ児の特徴として報告されていた
- 正常発達児を対象とした，われわれの研究では観察例がない
- 介助のもとでも床上座位姿勢をとらせることができない
- 体幹重心は支持基底面外にあり，前方移動させることができない
- 全身の伸展傾向，重度の低緊張，変形など，さまざまな原因によると思われる

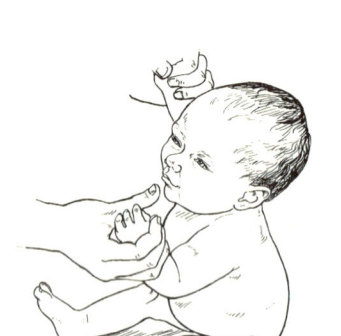

図46　レベル2

レベル2
- 床上座位をとらせることができる
- 床上座位を保持し続けるには支えが必要である
- 体幹重心を支持基底面上へもってくることができる
- 骨盤は後傾している
- 股関節は外転・外旋している
- 殿部から足部外側にかけて体重負荷している
- 肩甲帯は後退位または中間位をとる
- 円背姿勢となる

図47　レベル3

レベル3
- 対称的姿勢をとらせることができる
- 動かない限り，ずっと座り続けることができる
- 骨盤傾斜は中間位をとる
- 股関節は外転・外旋している
- 殿部および下肢と足部の外側で体重負荷している
- 下顎を引いている
- 肩甲帯は前突している
- 両手は体重支持に使うか，バランスを保つために使っている
- 重心は支持基底面の前方にある

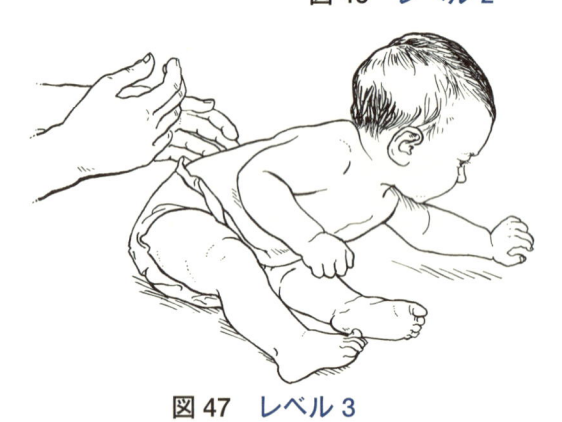

図48　レベル3

レベル4
- 対称的姿勢をとらせることができる
- 支持基底面内で体幹を前傾させることができる
- 体幹を垂直位に戻すことができる
- 支持基底面内で側方への動きができる
- 支持基底面内で体幹を回旋することができる
- 骨盤は前傾している
- 股関節は主に外転・外旋位をとるが，より中間位に近づけることもできる
- 下顎を強く引くことができる
- 肩甲帯は前突している
- 肩の高さまで上肢を挙上することができる
- 脊柱は伸展し，直立している
- 両手を正中線上にもってくることができる

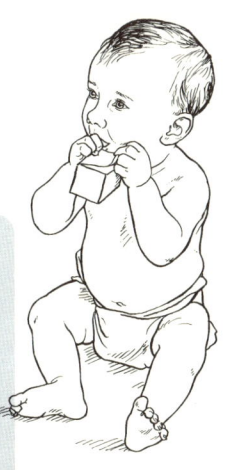

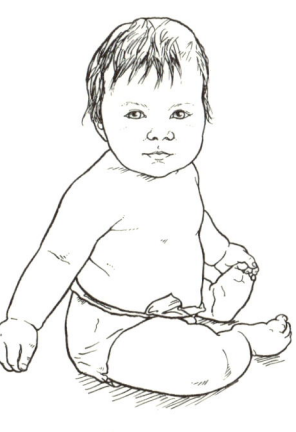

図49　レベル4

図50　レベル4

図51　レベル4

レベル5
- レベル4と同じ
- 骨盤を前後傾させることができるため，体幹重心が支持基底面後方にあっても安定している
- このことで一側下肢の動きが可能となる
- 手を支持基底面より前方へ伸ばすことができる
- 左右に傾いた位置から立ち直ることができる
- 股関節は内外転・内外旋の中間位であることが多い
- 両殿部から両大腿後面にかけて体重負荷する
- 肩より高い位置で上肢を動かせる

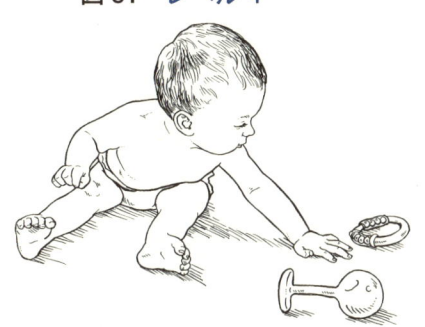

図52　レベル5

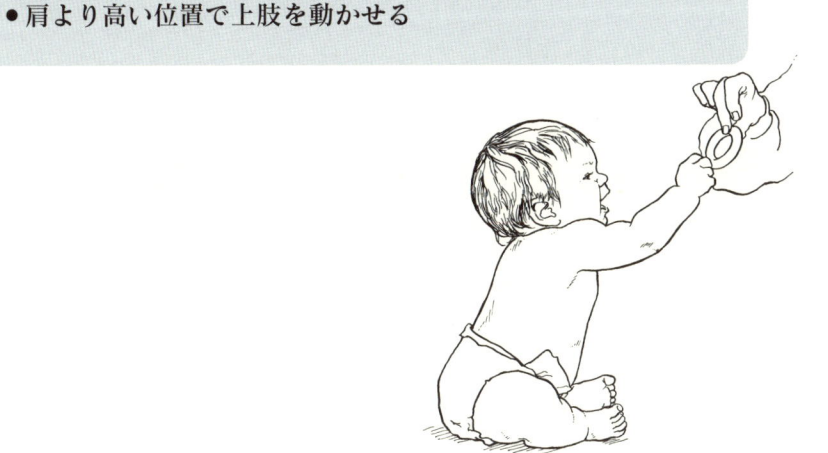

図53　レベル5

図54　レベル5

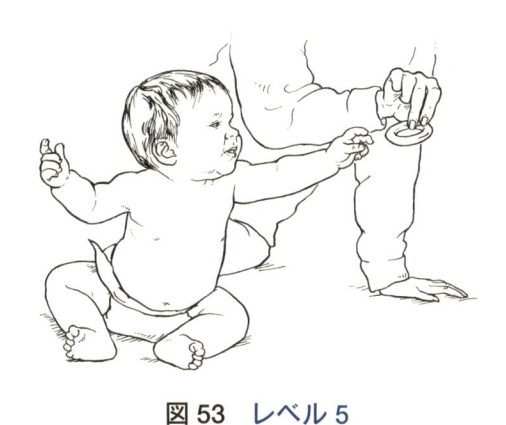

レベル6
- レベル5と同じ
- 床上座位から腹臥位への姿勢変換ができる
- これは一側殿部の体重免荷と，体幹を前方や側方に絶妙に制御することによる

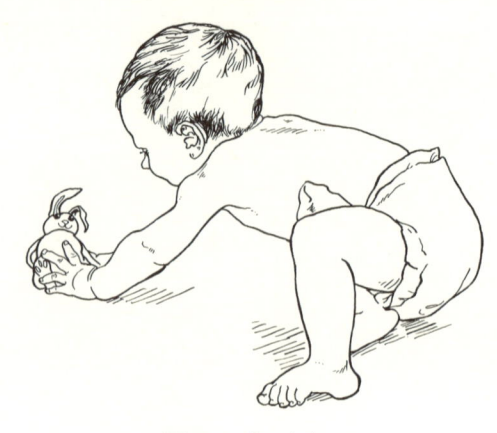

図55　レベル6

レベル7
- レベル6と同じ
- 腹臥位から床上座位へ戻ることができる

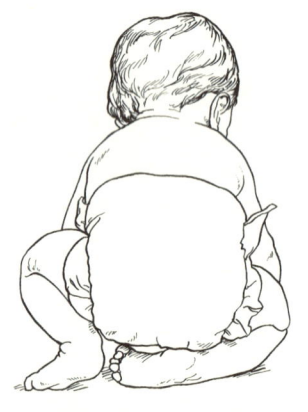

図56　レベル7

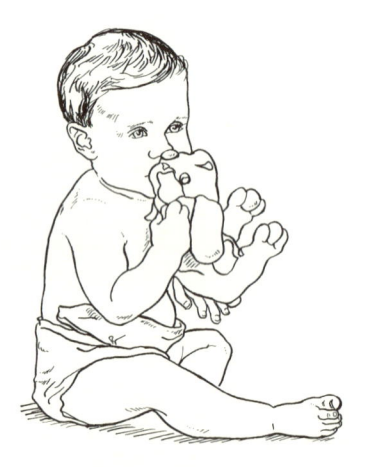

図57　レベル7

2.5 Chailey 姿勢能力発達レベル：椅子座位

レベル1
- 元来，脳性まひ児の特徴として報告されていた
- 正常発達児を対象とした研究では観察例がない
- 介助のもとでも椅子座位姿勢をとらせることができない
- 体幹重心は支持基底面外にあり，前方移動させることができない
- 全身の伸展傾向，重度の低緊張，変形など，さまざまな原因によると思われる

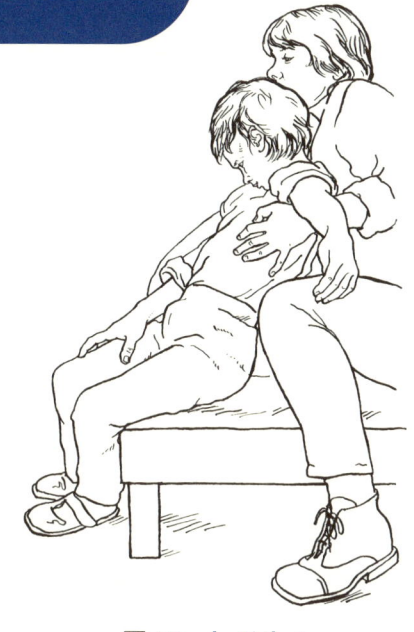

図58　レベル1

レベル2
- 椅子座位をとらせることができる
- 椅子座位を保持し続けるには支えが必要である
- 体幹重心を支持基底面上へもってくることができる
- 骨盤は後傾している
- 肩甲帯は，後退位または中間位をとる
- 円背姿勢となる

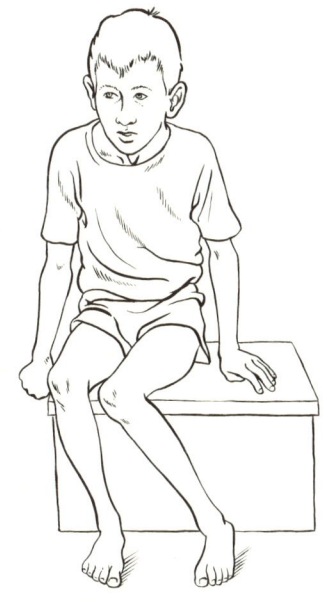

図59　レベル2

レベル3
- 対称的姿勢をとらせることができる
- 動かない限りずっと座り続けることができる
- 骨盤傾斜は中間位をとる
- 下顎を引いている
- 肩甲帯は前突している
- 両手は体重支持に使うか，バランスを保つために使っている
- 重心は支持基底面の前方にある

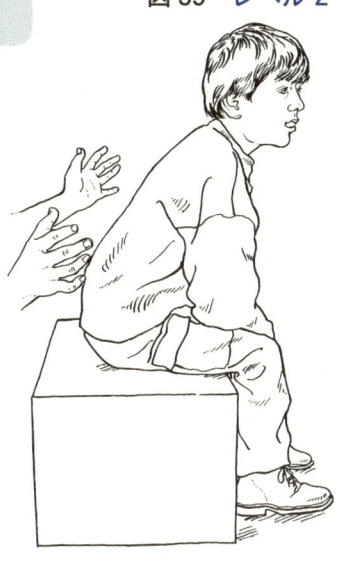

図60　レベル3

レベル4
- 対称的姿勢をとらせることができる
- 支持基底面内で体幹を前傾させることができる
- 体幹を垂直位に戻すことができる
- 支持基底面内で左右両側への動きができる
- 支持基底面内で体幹を回旋することができる
- 骨盤は前傾している
- 下顎を強く引くことができる
- 肩甲帯は前突している
- 肩の高さまで上肢を挙上することができる
- 脊柱は伸展し，直立している
- 両手を正中線上にもってくることができる

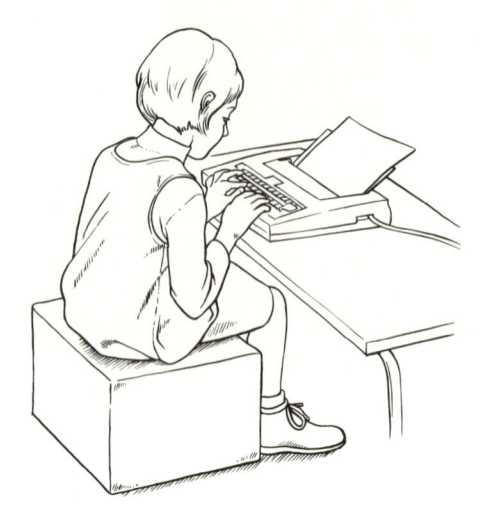

図61　レベル4

レベル5
- レベル4と同じ
- 骨盤を前後傾させることができるため，体幹重心が支持基底面後方にあっても安定している
- このことで一側下肢の動きが可能となる
- 肩より高い位置で上肢を動かせる
- 両手を自由に使うことができる
- 左右に傾いた位置から立ち直ることができる

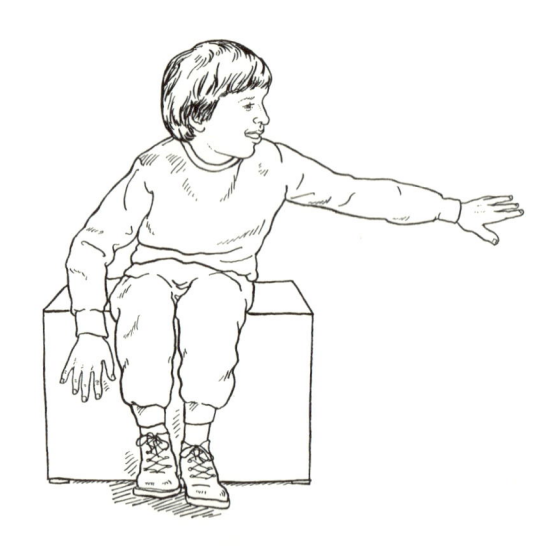

図62　レベル5

レベル6
- レベル5と同じ
- 一人で座っていることができる
- 椅子座位姿勢から他の姿勢へ変換するため，座位基底面外への重心移動ができる

レベル7
- レベル6と同じ
- 立位から椅子座位に戻ることができる

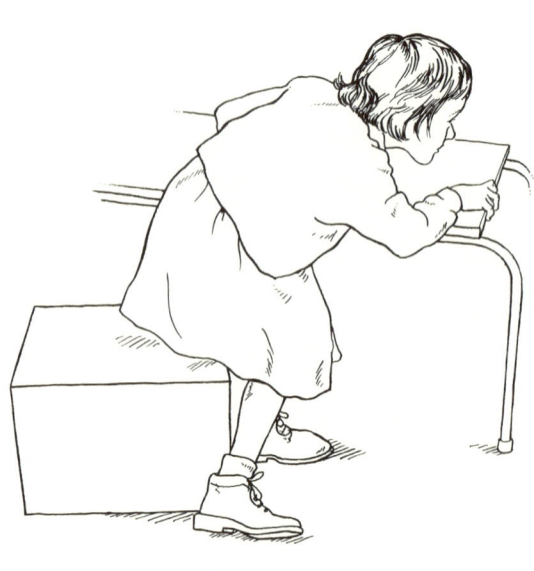

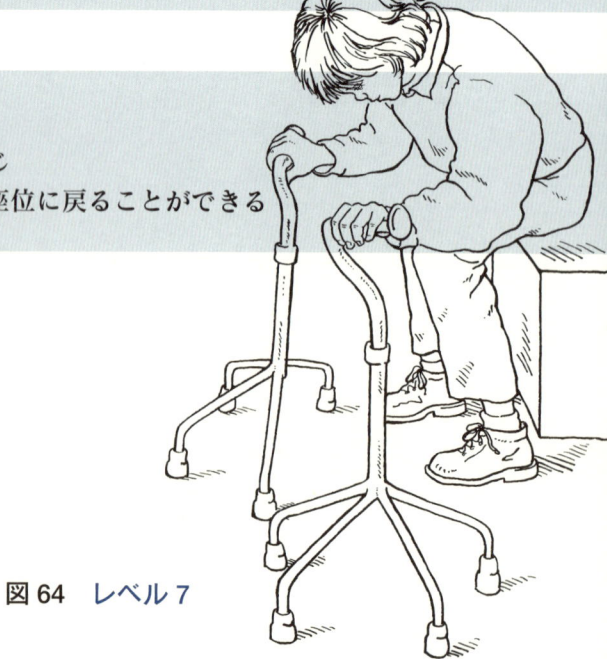

図63　レベル6

図64　レベル7

2.6 Chailey 姿勢能力発達レベル：立位

レベル1
- 介助なしでは立位をとることも保持することもできない
- 腋窩での十分な支えが必要となる
- 足部外側または前足部で，わずかに体重負荷する
- 足踏み反射が誘発されることもある
- 頭部を挙上しておくことができない
- 肩関節は後ろに引けている
- 骨盤は後傾している

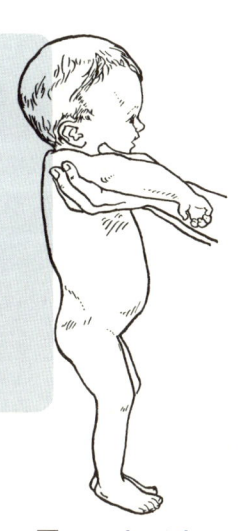

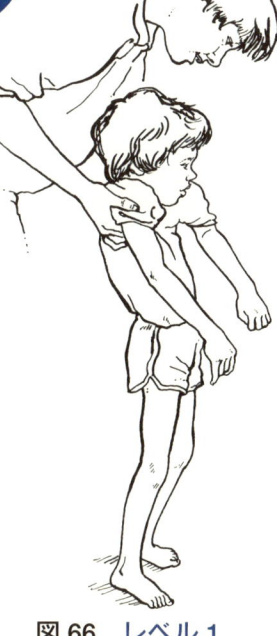

図65 レベル1

図66 レベル1

レベル2
- 介助なしでは立位をとることも保持することもできない
- 腋窩での支え，またはつかまる物が必要となる
- つかまりながら，体幹，前腕，手，足趾または足底で体重負荷する
- 足幅は骨盤の幅以下となる
- 頭部を挙上位で保持できる
- 骨盤は後傾している
- 肩甲帯は前突している
- 膝関節の屈伸をすることがある

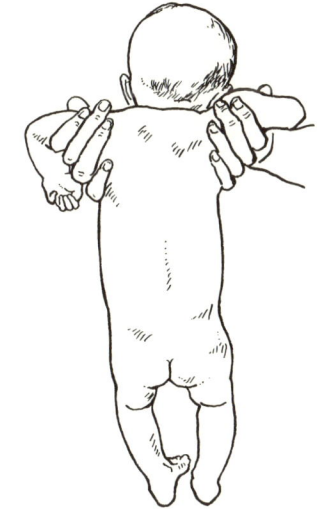

図67 レベル1

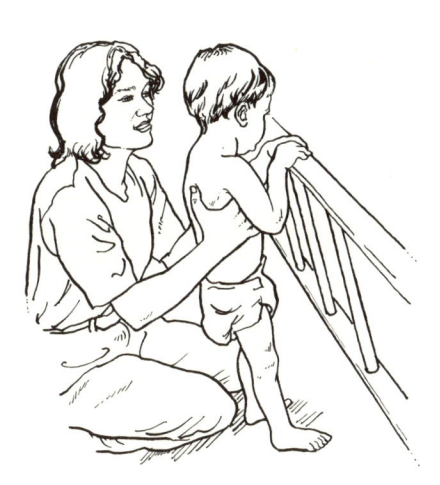

図70 レベル2

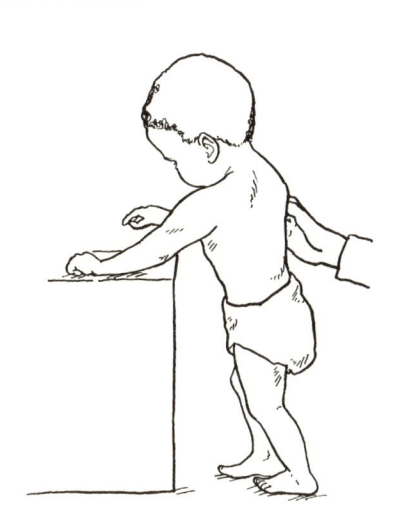

図69 レベル2

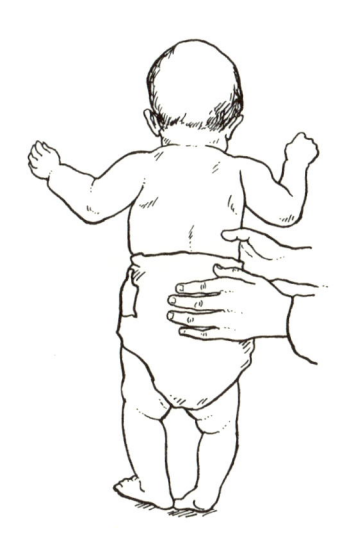

図68 レベル2

Chailey 姿勢能力発達レベル：立位 **2.6** 33

2 Chailey 姿勢能力発達レベル

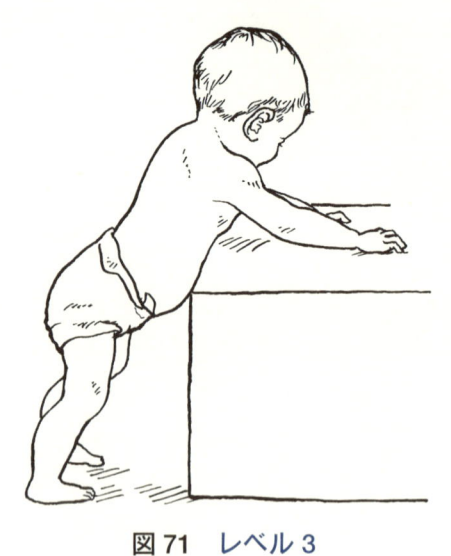

レベル3
- つかまらせてあげると，つかまり立ち位を保持できる
- しかし，動き出すことはできない
- 体幹および前腕または，手および足底で体重負荷する
- 足幅は骨盤の幅と同じ
- 骨盤の傾斜は中間位をとる
- 肩甲帯は前突している
- 体重移動や下肢運動は制御できない
- 背中は平らな状態となる

図71　レベル3

図73　レベル3

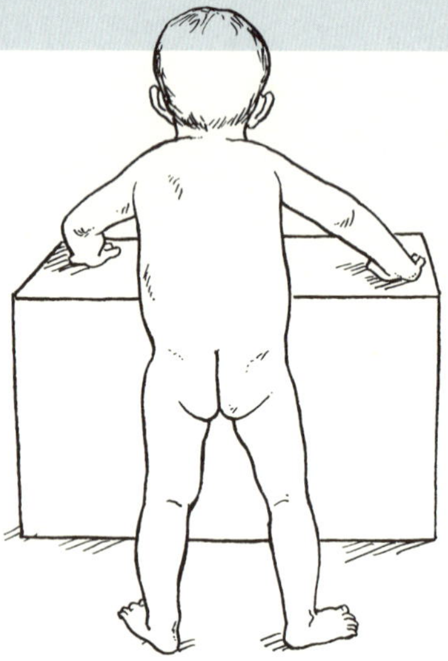

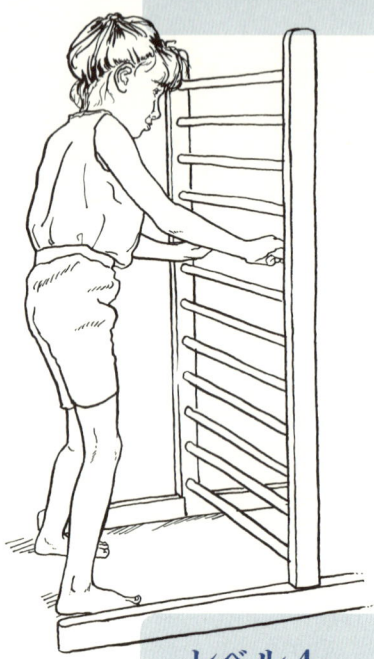

図72　レベル3

レベル4
- つかまらせてあげると，つかまり立ち位を保持できる
- 支持基底面内で動くことができる
- 両手と両足底で体重負荷する
- 体幹を垂直に保つことができ，体幹を支えから離すこともできる
- 足幅は骨盤の幅以上となる
- 骨盤は前傾している
- 肩甲帯は前突している
- 片手を放して遊ぶことができる
- 一側下肢を動かすこともある

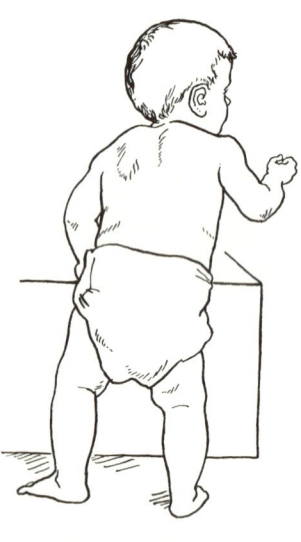

図74　レベル4

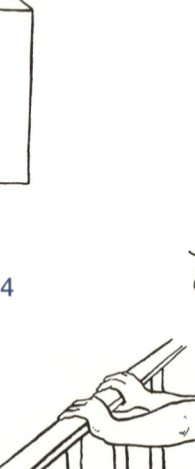

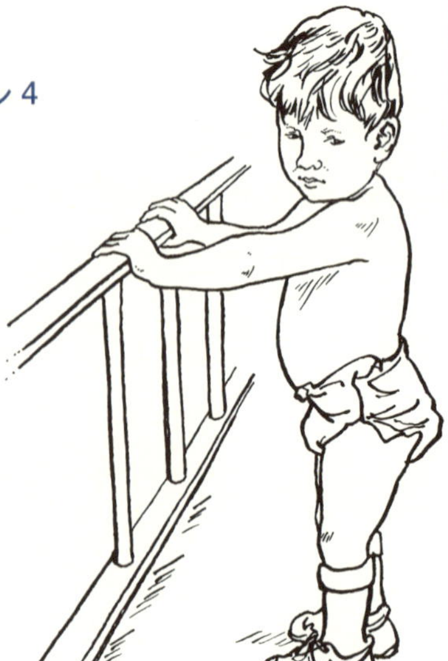

図75　レベル4

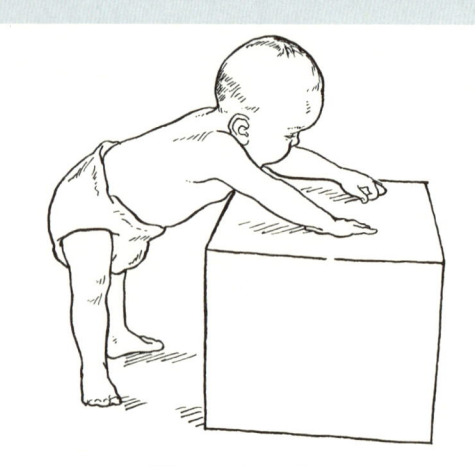

図76　レベル4

レベル 5
- 通常は片膝立ち位を経由し，自力でつかまり立ちをすることができる
- 支持基底面外へ動くことができる
- 両手と両足底で体重負荷する
- 体幹は垂直位となる
- 後方にのけぞることができ，体幹全体を回旋することができる
- 骨盤を自由に動かし，腰椎を前弯する
- 肩より高い位置へ手を伸ばすことができる
- その場で足踏みをする
- 支えを使いながら上手に移動することができる

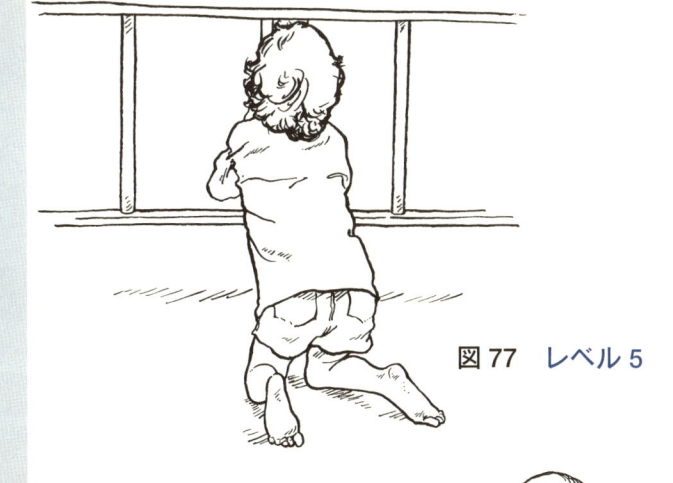

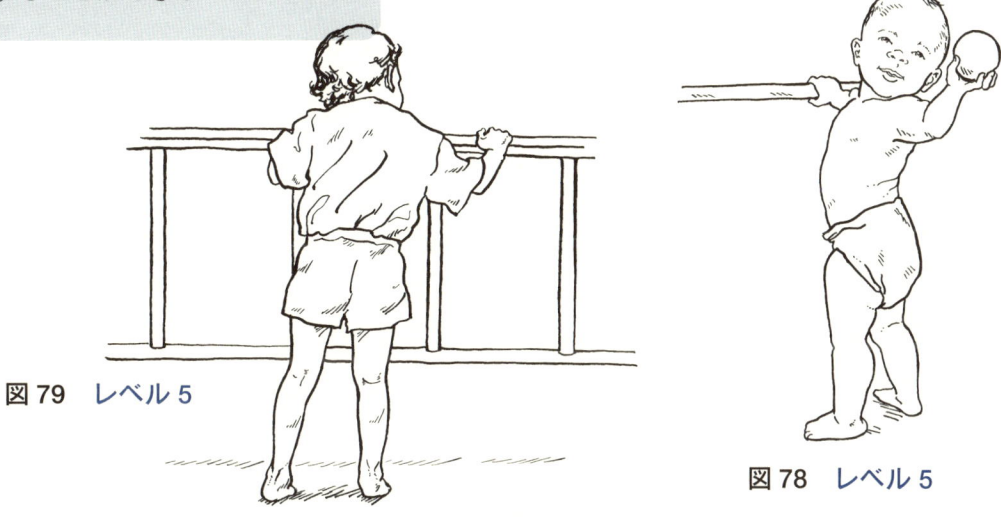

図77　レベル5

図79　レベル5

図78　レベル5

レベル 6
- 支えを使いつかまり立ちをしたり，他の姿勢になったりすることができる
- 広い足幅で，両手片足の3点支持による最初の伝い歩きをする
- 狭い支持基底面となり，2点支持へと上達していく
- 骨盤を自由に動かし，腰椎を前弯する
- 両足底で体重負荷し，しばしばつま先歩きをする
- 手で支持することが減り，手は主にバランスをとる役割を担う

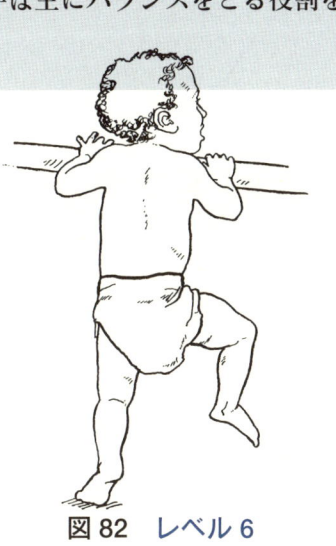

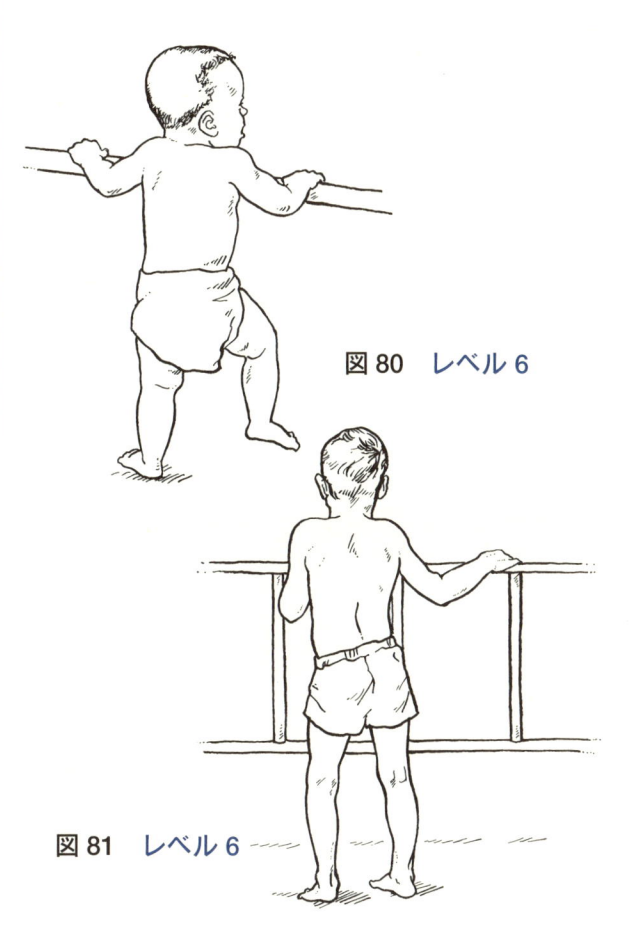

図80　レベル6

図82　レベル6

図81　レベル6

レベル 7
- 支持のない状態で数秒間立っていることができる
- 支持なしでつかまり立ち位から姿勢変換することができる
- 足幅は骨盤の幅と同じか，やや広めとなる
- 両上肢はミディアムガード位かハイガード位（挙上・外転位）をとる
- 足趾を屈曲させている

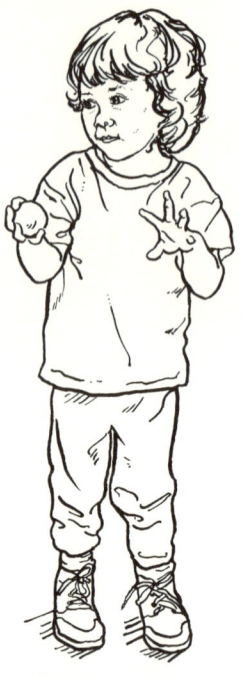

図83　レベル7

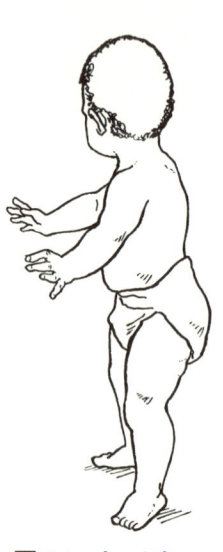

図84　レベル7

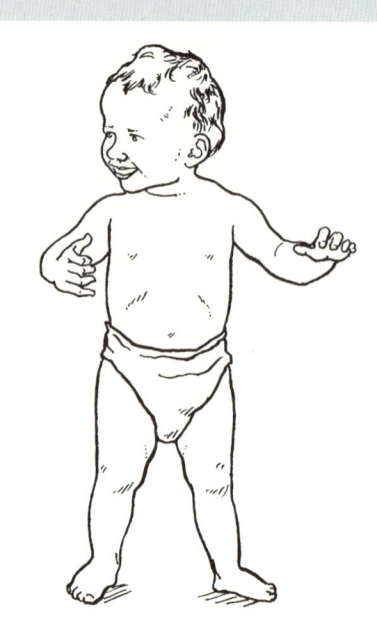

図85　レベル7

レベル 8
- 高這いまたはしゃがみ込んだ姿勢から両手を使って立ち上がろうとする

図86　レベル8

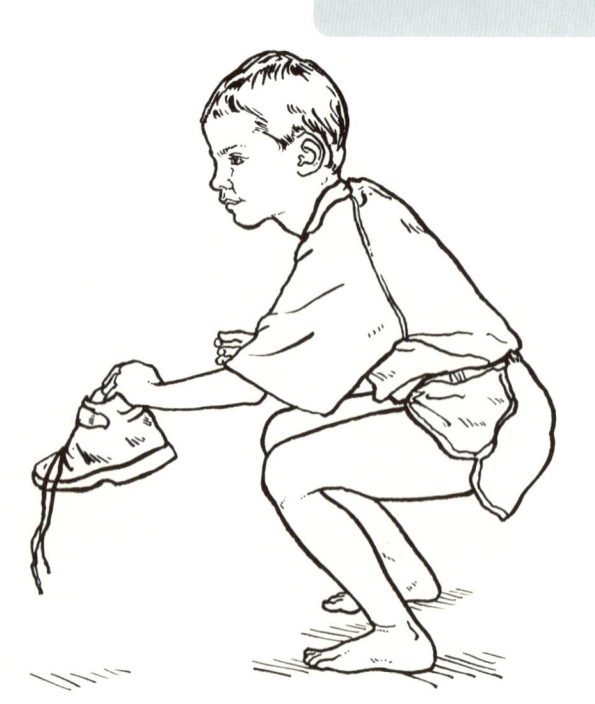

図87　レベル8

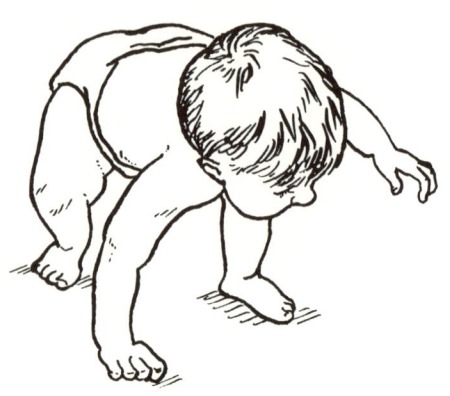

図88　レベル8

3

姿勢能力と実用的能力

3.1 臥位能力・座位能力・立位能力間の関連性

3.2 Chailey 姿勢能力発達レベルと巧緻運動能力の関連性

3.3 学習初期の技能と上達した技能の関連性

3.4 Chailey 姿勢能力発達レベルと認知能力の関連性

3.1 臥位能力・座位能力・立位能力間の関連性

　Chailey Heritage Clinical Services では，臥位能力・座位能力・立位能力間に下記のような関連性を発見した。
- 腹臥位と背臥位にてレベル4未満の子どもは，自力座位（レベル3）をとることができない
- 臥位でレベル6に到達するころ，自力座位が可能になる
- 自力立位（レベル7）は，臥位レベル6と座位レベル7に到達した時，はじめて達成される

　自力座位（レベル3）のために必要な能力は，まず臥位で学習する。つまり，自力座位が可能になる前に，腹臥位と背臥位の両臥位姿勢で，骨盤を後傾位から前傾位に動かしたり，身体から分離して頭部を自由に回旋したり，顎を引いたり，肩甲帯を前方突出させ上肢を重力に抗して持ち上げたり，腕で身体を支えることなどを学習している。上記のすべてのことが腹臥位と背臥位でできるようになると，座位姿勢で骨盤を前後傾中間位に保ちながら肩甲帯を前突し，上肢支持にて座位基底面上へ重心の前方移動が可能となる。

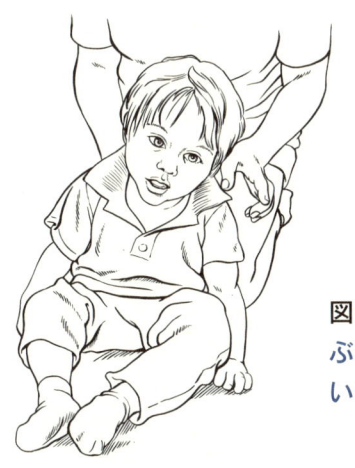

図89 座位保持はできるが，遊ぶためには手を自由に使えない子ども

演習課題

Chailey 姿勢能力発達レベルの「第2章第4節 Chailey 姿勢能力発達レベル：床上座位」を参照し，どの姿勢要素が図89の子どもの手の自由を制限しているのか考えてみて下さい。

　座位姿勢を保持できても骨盤傾斜を制御できない運動障害児は，座位のレベル3には到達していない。すなわち，機能的にはよく対応できているが，姿勢能力はまだ低いとみなされる。
　ときには，腹臥位と背臥位の姿勢能力間に不一致がある。これにはポジショニングや治療でどちらかの姿勢を強調していることが関係しているかもしれない。一般に，「仰向けで寝よう」キャンペーンの紹介以降，多くの子どもは乳児期での腹臥位経験がない。その上，運動障害児では特有の神経病理の影響で，「第1

章 第6節 Chailey姿勢能力発達レベル」の9つの要素の間で，背臥位や腹臥位において，ある要素が他の要素に比べ，より優位に発達している場合がある。

運動障害児は，非対称的臥位姿勢（レベル2）でしばしば休息するが，活動時にはより高いレベルの能力を示すことがある。なお，休息時の臥位姿勢能力の評価は，変形の進行の危険性を見抜くために重要である。また観察時の注意点として，運動障害児は情報処理と反応に時間がかかるため，動くことに必要な時間のゆとりを与えることが重要である。

標準的な発達過程において，子どもは生後約3カ月までに対称的臥位姿勢（レベル3）になり，約8カ月までに自力座位（レベル4）をとり，約10カ月までに立ち上がりと伝い歩きができるようになる。適切な時期に適切な能力レベルに到達しない運動障害児への早期介入は，発達過程の促進と変形予防のためにきわめて重要である。そのため，子どもの能力レベルを向上させるためのプログラム開始時期は，早すぎるということはない。

沢山の練習を積み重ねることで，子どもの粗大運動能力は日に日に上達していき，最終的には無意識にできるようになる。しかし，その過程において座位から立位などへの不安定な姿勢に移行する時期には，子どもは最も転びにくい安定姿勢をとろうとする。立位を例にあげると，一番安定するのは肩甲帯前突位で骨盤中間位，体幹重心が支持基底面のやや前方にある姿勢である。これは，われわれ大人も立位で何か新しい技能を学習する際に自然ととる姿勢であり，新しい技能を無意識に行えるようになるまでは，この姿勢をとり続けることになる（例：スケートボード，スキー）。

質 問

1. 腹臥位と背臥位で学習し，将来座位で使う姿勢能力要素をあげてみて下さい

3.2 Chailey 姿勢能力発達レベルと巧緻運動能力の関連性

　一日を通して，われわれは課題遂行を極力容易にするため姿勢を調整し続けている。集中力と正確な巧緻動作を要求される状況では，人は身体や作業面，および道具を安定させる方法をみつける。例えば，書字動作では姿勢を安定させることと硬い作業面が必要になる。

銀行で小切手に名前をサインする時，列に並んで立って署名するのと，カウンターの上で署名するのとでは，どちらのほうが容易だろうか？
　子どもの最も高い姿勢能力レベルは一番最近獲得したものであり，学習初期のためあまり練習経験のない姿勢でもある。したがって，おもちゃを握り，操作するような巧緻動作をする時には，より安定した支持基底面を使おうとする。つまり過去に習得した，より低い姿勢能力レベルに戻ろうとするのである。また，ある技能を学習するために，子どもは何度も何度も繰り返し練習をする。子どもの姿勢能力が向上し，肩甲帯と骨盤帯の制御が獲得されると，巧緻技能の操作性も高まる。これらの技能は無意識的な動きになるまで徐々に洗練されていく。

肩甲帯を後退させたまま前方へのリーチをした経験はあるだろうか？
　肩甲帯中間位を保持できるようになる（レベル 3）と，上肢を側方にもってくることができる。そして，自動的な肩甲帯の前突（レベル 4）により，バランスを崩さず上肢や頭部を動かせるようになる。骨盤帯中間位を保持できるようになると，姿勢制御の方法に幅が広がり，骨盤は前傾位でも後傾位でも安定する。骨盤の前傾運動が可能になると，骨盤帯から分離して四肢，上部体幹を動かせるようになる。
　肩甲帯の前突（レベル 4）により，身体の正中線上に両手を集めることができるようになる。肩甲帯の前突と同時に顎を引くことができると，両手が視野に入る。これを背臥位で行えると，両腕を空中に抗重力位にて保持し，おもちゃ遊びをすることができる。その時，両手は正中線上に集まり，手は視野の中にある。腹臥位で骨盤を前傾させて支持固定し，床から片腕を放せるようになると（レベル 5），物の操作や環境の探索が可能となる。一側から対側への重心移動を学習すると，正中線を越えたリーチやキックができるようになる。背臥位で体幹から分離して肩甲帯と骨盤帯を動かせるようになると，足を持って遊んだり，つかんだ足を口に運んで舐めたりすることができる。この手と足と口を使った遊びの経験は，子どもの粗大運動や巧緻運動と，視覚・触覚・味覚の感覚経験とを統合する。

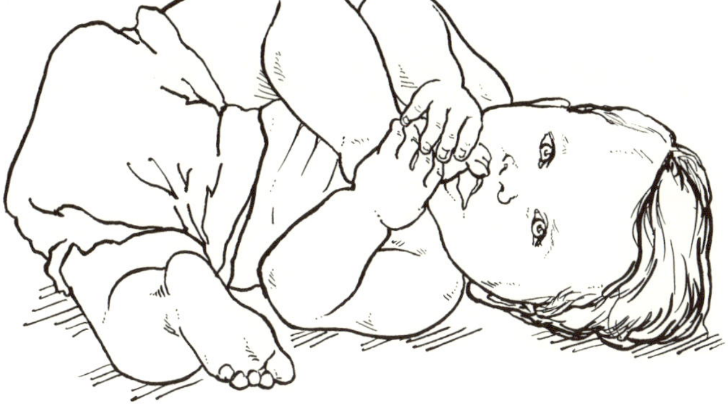

図 90　背臥位にて足で遊ぶ子ども

巧緻運動機能は姿勢能力に依存する。つまり姿勢能力発達レベルが向上すれば，巧緻運動機能も発達する。子どもは骨盤前後傾中間位で両下肢を大きく広げた股関節外転外旋位の対称姿勢をとり，広い基底面をつくり，座位能力を発達させ始める（レベル 3）。レベル 3 の子どもは前方に手をつき，短時間なら介助なしで座ることができる。子どもはしだいにおもちゃを取ろうと手を伸ばすために，片手ずつ床から放していく。しかし，大人が上体を支えていればおもちゃを握れるが，おもちゃの操作やもう片方の手への持ち替えはできない。

両下肢を広げた床上座位で骨盤の安定性が得られると，徐々に骨盤上で体幹をまっすぐ起こせるようになる（レベル 4）。この能力と肩甲帯前突の能力が組み合わさると，両手を床から放して遊ぶことができる。また，前方にリーチし，おもちゃを口に運ぶこともできる。ただし，床上座位姿勢がまだ不安定なため側方リーチを試みると倒れてしまうかもしれないが，徐々に側方への体重移動も挑戦していくようになる。

支持基底面外への前方リーチや側方リーチ（レベル 5）には，骨盤の回旋，側方への傾き，前後傾の完全な制御が必要である。そのため，子どもは両下肢を大きく外転し，股関節屈曲・外旋位をとり，前後左右での体重負荷を制御する。例えば，おもちゃにリーチし把持すると，子どもは手から手へと持ち替えたり，叩いたり，振ったりし，前腕を回旋しておもちゃをじっくりみることもできる。また，片手でおもちゃを持ったまま，もう片方の手で別のおもちゃにリーチすることもできる。

対称的座位姿勢をとれない運動障害児（つまり，レベル 1 かレベル 2）は，座位を安定させることに集中し続けなければならない。例えば，おもちゃをみたり，リーチしたり，把持したりというあらゆる巧緻動作をしようとすると，体幹が動揺し，バランスを崩してしまう。姿勢能力の低い子どもは，注意散漫で，遊びに集中できず，意欲的でなく，口頭指示に従えないという印象を与える。しかし，それは要求されている巧緻動作ではなく，座位姿勢の保持という粗大運動に子どもが集中しているからである。そこで，適切な姿勢制御や必要に応じた支持（介助）を行うと，子どもが姿勢に集中しなくてもよくなり，巧緻動作課題を遂行しやすくする。さらに，子どもの粗大運動技能の習得過程も促進する。したがって，これらを可能にする介助には，各姿勢レベルに応じた段階づけがあり，われわれが姿勢保持を介助することにより，正常発達過程の一つである対称的姿勢の経験や，対称的座位姿勢での運動練習，巧緻動作に必要な協調性の統合などが促進される。

質問

1. 背臥位で手に持っている物を見るためには，どのような姿勢能力が必要か？
2. 臥位能力レベル 2 の子どもが巧緻動作を試みると，姿勢はどう変化するか？
3. おもちゃを手から手へと持ち替えられるのは，どの姿勢能力発達レベルの子どもか？

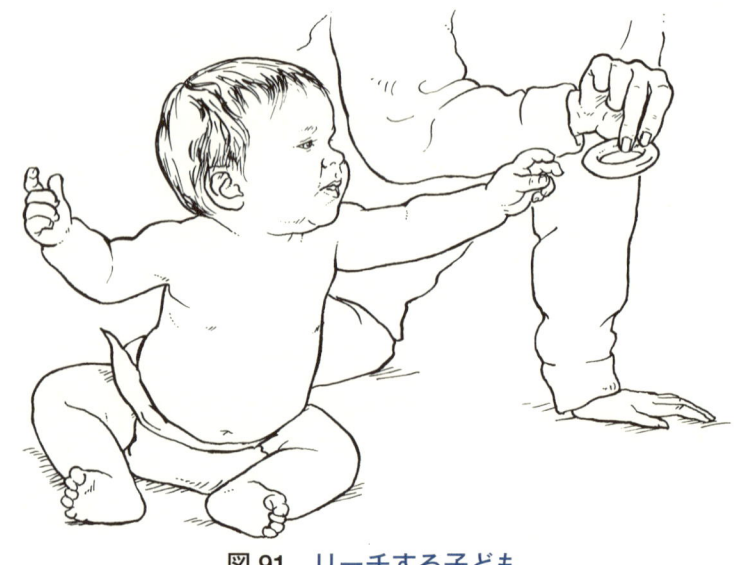

図 91　リーチする子ども

3.3 学習初期の技能と上達した技能の関連性

運動制御とは，筋肉内の無数の運動単位を常時調整しなければならない複雑な過程である。この運動制御は，運動を遂行する環境条件に対応し，また変化していく状況に適応していかなければならない。なお，滑らかで効率的な運動を保障するために調整される多様な構成要素を「運動の自由度」という。

新しい運動を学習する際，いくつかの関節の動きを止めて固定させることにより運動の自由度を減少させることができる。つまり，自由度を減らす（「自由度の凍結」）ために身体をこわばらせるのは，われわれが新しい動作を学ぶ時に使う簡便な方法であり，われわれが無意識に行う正常な生理学的反応である。

運動の自由度の概念は，Bernstein（Tureveyら，1982）がはじめて提唱したものである。彼は新しい技能を獲得する時，学習者は無数の関節や筋肉を再調整する課題に直面しているとした。そして，初心者が新しい技能を学習する際，その動作にあまり必要のない動きを「凍結」することで，課題制御をより簡素化していることに気づいた。Bernsteinはアーチェリーの初心者が弓と矢を直接コントロールしていない他の身体部位を硬くしていたことから，このことを類推していったのである。

近年，スキーマシンを使用した運動学習過程について研究がなされた（Vereijkenら，1992）。学習初期には，股関節・膝関節・足関節の動きがほとんど観察されなかった。しかし，練習を積み重ねることで対象者の技能は上達し，下肢の各関節の運動性は増加した。

複雑な技能を新しく習得しようとする時，だれしも全身の硬さやこわばりを経験する。ボートの乗り降り，スキー，テニス，自転車などがその例としてあげられる。初心者と達人との運動の滑らかさの違いは明らかである。このことは，治療技術のある熟練した理学療法士では身体能力の低い子どもの動きを容易に誘導することができるが，実習生が介助するとたいへん困難なことにもあてはまる。

演習課題

> 大きく重い本（「Grayの解剖学」，広辞苑など）を用意して下さい。その本を頭上にのせ，そのまま落とさないように部屋の中を歩いてみて下さい。そして全身，特に肩甲帯周囲がどれぐらいこわばり，硬くなるかを実感してみて下さい。次に，これを何回か練習し，徐々に滑らかになっていく動きに注目して下さい。

技能の上達に伴い動きやすくなり，身体の力が抜け，制限されていた運動の自由度は徐々に増えていく。自らの運動の自由度を制御できない神経学的障害児には，その手助けが必要であると論理的に結論づけることができるだろう。しかし，介助により安定姿勢が得られると，新しい運動が出現してくる。

この変化は，正常発達過程の子どもに認められるものである。はじめは無秩序で不随意的運動から対称的姿勢になり，そして活動を制限した状態となり，しだいに容易に姿勢変換できるようになる。また，立ちはじめのような学習したばかりの姿勢に移行する時期では，複雑な課題を遂行する際により安定する座位姿勢をとることがある。

キーポイント

姿勢ケア器具は，運動障害児の運動の自由度を減少させ，より複雑な運動課題の遂行と達成を可能にする。

質　問

1. 新しい技能を習得する時，われわれはどのように無数の関節と筋肉を制御するのだろうか？
2. なぜ，ポジショニング器具の使用は子どもの課題遂行能力を向上させることができるのだろうか？

3.4 Chailey 姿勢能力発達レベルと認知能力の関連性

認知能力とは，われわれが記憶したり，注意を払ったり，話したり，聴いたり，知覚したりするために必要となる多様な知的能力をいう．姿勢の不安定性がこの認知能力に影響を与えることは，だれもが体験できることである．

演習課題

> まず，パートナーをみつける．そして，パートナーに複雑な暗算問題を出してもらう．例えば，9より大きい任意の数を選び，割る3，かける17，引く31，足す576，かける51，その答えから半分を引いて，残りの半分を2で割る．この時の暗算中の姿勢は，次のような姿勢でなければならないとする．片脚立位で上げた脚は，高い台に上る時のように膝関節屈曲45度で空中に保持し，足置き台を使ってはいけない．左腕は身体の前に出し，母指と示指で丸をつくり，何かを食べる時のように口の前にもってくる．右腕は頭上から折り曲げ左耳を指差す．暗算中はこの姿勢を崩してはならない．では，次に椅子に座って同じ暗算問題を解いて下さい．

たいへんな運動課題を遂行しながら，複雑な知的活動に集中するのは容易なことではないと多くの人は感じる．このような状況では解答者は落胆，絶望，ストレス，力不足，または難解な質問をする出題者に対し嫌悪感などの感情を覚えるだろう．

ところで前述の暗算課題をする時，脳内では何が起きているのだろうか．計算問題は口頭で出題されるため，音は周波数として耳に入る．それが内耳で伝達され，脳で知覚，処理される．暗算中の答えを記憶しながら，次の問題に耳を傾ける必要もある．同時に，脳は指示された姿勢を維持することにも集中し続けなければならない．このように同時に多数の情報処理が要求される状況におかれた時，解答者が前述のようなうつうつとした気分になっても不思議ではない．

脳内の注意系機構の詳細は解明されていないが，必要に応じた柔軟な対応を可能とする情報処理の配列があるという根拠を示す仮説が，最近出てきている．次に日常的な場面を例にし，説明しよう．出口につながるいくつもの通路があるとする．出口に向かう人数が少なければ，1つ2つの通路が通行止めになっていても人の流れには支障はないだろう．しかし，大勢の人が同時に出ようとすると，閉鎖された通路の影響で残りの通路は混雑し，人の流れは滞る．この場合，周囲の人を押しのけて強引に進む人が最初に外へ出られるだろう．逆に，出口にはまったくたどりつけない人もいるかもしれない．

したがって，先ほどの暗算問題と姿勢課題を両方同時にできた人は，抜群の身体能力の持ち主か，算術の天才なのだ！

では，前述のような暗算課題と神経学的障害児の間には，どのような関連性があるのだろうか．神経学的障害児は，臥位・座位・立位などの姿勢保持が困難なので，運動課題に集中しなければならない．一般的に，動作が熟練するまで運動は意識下に行われるため，座位姿勢を学習中の子どもは，安定座位を獲得（レベル5）するまでは，常に座り続けることに集中している必要がある．この場合，いかなる認知課題の遂行にも注意力の余力が必要になるのである．

キーポイント

神経学的障害児の姿勢保持を援助すれば，姿勢保持課題から子どもの意識を解放でき，思考などの知的活動に集中しやすくなるかもしれない。

　Chailey Heritage Clinical Services では，注意系機構の近年の仮説を支持している（Green, 1987）。われわれはレベル4未満の座位保持能力の子どもを対象に，下記の3つの座位姿勢でいくつかの課題を与えた。

- 身体に適した座位保持装置に座り，上体を垂直に起こしたバランスのよい座位姿勢
- 同じ座位保持装置に座り，椅子ごと20度後方へ傾けた座位姿勢
- 体型には合うフレームだが，補助用の姿勢支持のない標準型車いす上での座位姿勢

　結果，簡単な知覚課題の遂行能力は姿勢の変化とは無関係であったが，複雑な認知課題の遂行能力は座位姿勢による影響を受けた。また，複雑な認知課題は，座位保持装置上で上体をまっすぐ起こした安定座位姿勢で最も成績がよかった。逆に，後方に傾いた座位保持装置上の座位姿勢や，補助装置のない標準型車いす座位では成績不良であった。

　この理由として補助装置のない標準型車いすでは，レベル4以下の子どもはバランスを保持しにくく，代償的座位姿勢をとる傾向があることが考えられる。また，適切な座位保持装置で身体を支えられていても，全体が後方に傾いているとバランスがとれず，おそらく不安定感は強くなるのであろう。

　健常児を対象にした研究においても，ポジショニングは認知課題の結果に影響を及ぼすことがわかった（Sents ら，1989；Miedaner ら，1993）。いずれも就学前の米国の子どもを対象にした実験であるが，足が床から浮き，深く座れないような大きすぎる椅子と高すぎる机に座った不良座位姿勢の子どもより，体型に合った椅子と机に座った子どものほうが知能指数は高かったのである。

　この理由は，身体全体が後方に傾いている時，身体各部から無数の神経学的情報が脳へと伝達される。しかし，このような情報は認知課題に要求されている思考の注意機構と脳内で対抗し合い，双方の課題，つまり認知課題と後傾座位姿勢の保持課題が，完全には遂行されなくなってしまうためである。

質 問

1. 同じ座位保持装置上にもかかわらず，まっすぐ座った子どもより後方に傾けられた子どものほうが成績が悪い理由を説明して下さい

演習課題

後方に傾いた座位により，どれぐらい多くの身体徴候が脳へと伝達されたか示す例として，次の2枚のJackの図を比較してみよう（図92，93）。2つの図を数分間観察し，Jackの身体に生じている現象を別々にメモしてみよう。

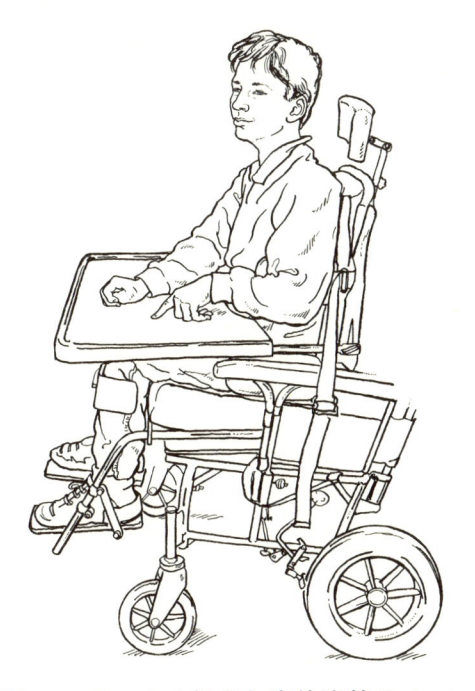

図92　まっすぐ起きた座位姿勢の Jack

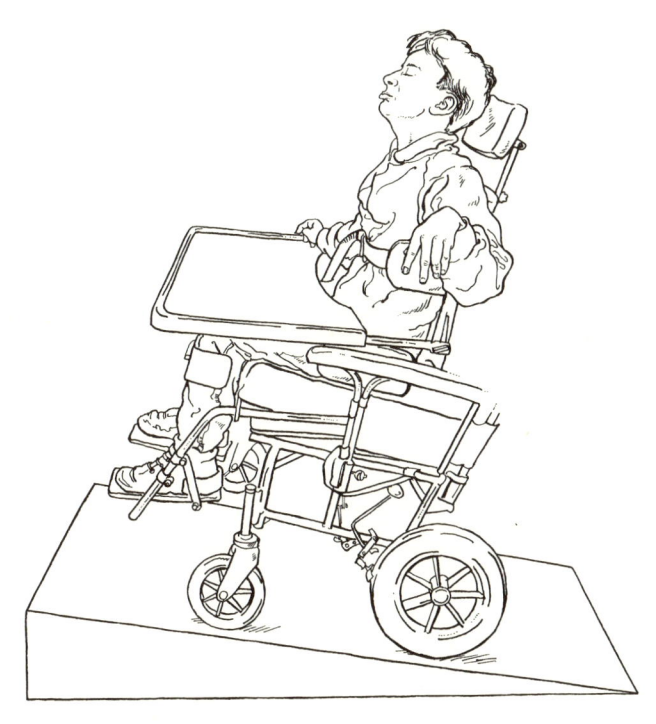

図93　後方に傾いた座位姿勢の Jack

　図92では，Jack は水平な地面に対して垂直に座っている。一方，図93では後方に傾いた斜面の上に座っている。また，まっすぐ座った図92では，Jack は姿勢を自ら保持でき，コミュニケーションエイドを操作することができる。

　後方に傾くことで生じる姿勢上の変化は，肘屈曲，肩甲骨後退，下顎突出などで，顔面筋は過剰収縮し流涎しそうなほど神経学的徴候を呈している。したがって，Jack は姿勢保持のために相当な努力をしており，その他のことに注意を向ける余力はほとんどない。

　一方，身体がまっすぐ起きた姿勢は「考える」姿勢である。例えば，講演会の演者は聴衆の座り方でだれが聞いているのか見分けられるという。Jack と聴衆の例は，思考中の人の身体言語を表している。おそらくこの身体に生じるこの連鎖的な反応は，能動的に考えるための作業の一部であると考えられ，逆に姿勢保持を要求される場合には思考しづらくなると思われる。

　神経学的な障害のある子どもは，認知課題と姿勢保持とを同時に遂行できない。よって学校の授業中，教諭は子どもに座位保持の練習を要求してはいけない。また，心理学的検査をする時は，どのような場合でも子どもの姿勢を適切に支持してあげる必要がある。

ロダンがかの有名な銅像「考える人」についてこう述べている。私の「考える人」は，脳，眉間のしわ，膨らんだ鼻孔，固く結んだ唇だけでなく，腕，背中，下肢のすべての筋肉，ぎゅっと握り締めた拳と地面をつかむような足指を総動員しているから深く考え込むことができるのである。

質　問

1. 熟練した運動技能も意識的に行われるのだろうか？
2. 脳内の注意系機構に関する近年の仮説を説明して下さい

4

理論的基盤

4.1 なぜ，姿勢ケアを行う必要があるのか

4.2 神経可塑性

4.3 運動制御理論と姿勢ケア

4.4 運動学習理論

4.5 感覚経験の重要性

4.6 生体力学

4.7 筋の適応性

4.8 骨の適応性

4.9 姿勢能力と筋骨格系変化の関連性

4.10 接触支持面の影響

4.11 褥瘡（組織損傷）の予防

4.12 空間における身体位置の影響

4.1 なぜ，姿勢ケアを行う必要があるのか

この章では，姿勢ケアが次の3つに効果をもたらすという理論的・生理学的根拠について述べる。
- 運動能力の促進
- 日常生活活動遂行の実現
- 変形予防

中枢神経系に障害をもつ子どもたちの発達や日常生活活動を妨げているさまざまな要因を解決するために，姿勢ケアプログラムがどのように作用するかを考えてみよう。

姿勢と運動の能力は，次のさまざまな因子が相互に作用した結果として現れる。
- 子どもの中枢神経系の成熟度
- 感覚処理過程
- 筋の長さに関連した変化
- 姿勢と運動における筋の選択的活動
- 骨と関節の形成
- 生体力学的因子
- 栄養
- 子どもの健康状態
- 身近な環境および，より広域の環境
- 子どもが取り組んでいる活動

中枢神経系に障害をもつ子どもでは，これらのうち一つ，あるいは複数において発達上の制限が起こりうる。

演習課題

担当している子どもを一人あげ，子どもの能力の発達を制限するすべてのことについて考え，列挙してみて下さい。

4.2 神経可塑性

　20世紀の間に，神経系と運動制御に関する知識は技術的な発展もあり，急速に進歩した。現在のところ，神経系は環境の必要性や要求に応えるために，学習や発達，経験によって絶えず変化する動的な機構であると広く認識されている。Leonard (1998) は，受胎から生後2年までの神経系の活動は「発達と変化の津波」であるとして，神経系の構造的変化は活動依存過程に引き続いて起こる結果であると説明している。この神経可塑性は，乳幼児期の子どもたちにおいて神経成熟・神経増殖・髄鞘形成，そして経験など，さまざまな要因の影響を受ける。また，年長の子どもたちや成人においても神経可塑性は，活動と経験によって起こるが，それは主にシナプス強度の変化によるものである。

　神経可塑性は，文字通り神経系の適応性を意味する。

　神経可塑性という用語は，われわれの身体または外的環境の変化に対する神経系の応答という意味で用いられる。この適応という用語は，細胞レベルの組織の構造的，生理学的変化を含むものである（化学的変化は複雑であるが，より詳しく知りたい方には，Leonard (1998) と Kidd ら (1992) の論文を読むことを薦める）。
　神経可塑性は治療的介入の主な要素であり，われわれの行った治療的介入が有効である場合，有害である場合もある。したがって，神経可塑性の機構を理解し，それらがどのように姿勢ケアと関連づけられるかを理解することで，子どもの運動能力を最大限に引き出すことが可能になる。

　幼年期・思春期・成人期の神経可塑性に影響を与える要因には，共通した数多くの要因がある。それには以下のことが含まれる。
- 練習と反復：十分に反復されるなら，練習の結果として，神経結合の長期的変化がもたらされるだろう
- 課題に基づいた活動：課題に基づいた能動的な活動は，誘導や他動運動よりも効果的な運動学習の方法である
- 練習条件：練習は，その運動が実行される実際の環境下で行わなければならない
- シナプス競合：シナプスの刈り込み (pruning) は発達を通して起こる，そして，活動性のより乏しいシナプスは淘汰されていくだろう

　最新の理論では，中枢神経系の発達にとって運動と感覚経験が最も重要であるといわれている (Leonard, 1998)。神経路の活動性が欠如したり，ほとんどない場合，その神経路は存在しなくなるだろう。
　例えば，運動は内的または外的環境からの情報を伴って中枢神経系にフィードバックを与える。異常な運動パターン（現在では「異常な運動」ではなく，「適応的な代償運動」と捉えられる）が継続することで，中枢神経系はその運動に適応し，さらに将来的にはその運動を永続させる結果となる。この場合，神経可塑性は有害に作用している。したがって，治療では異常な運動を阻止し，正常な運動を促進することによって有益な変化を与えることができる。
　Lawes は中枢神経系を「社会的集団」に例えている。人と会話をしている時に，

あなたが返答すれば会話は続くだろう．しかし，あなたが無視すれば会話は終わってしまい，その人は立ち去ってしまうだろう．つまり，中枢神経系の接続において，使用されることによってフィードバックが得られるなら，その接続は強化されるが，使用されなければ淘汰消滅してしまう．

中枢神経系に障害をもつ子どもにおいて接続が淘汰される過程は，通常の機能の効率化を通して起こる過程とは異なる．したがって，治療の目的は有害な接続を断ち切り，そして有益な接続を維持することである．

われわれが中枢神経系をどのように使うかもまた重要である．有益な接続を維持するために，運動は能動的で，かつ目的に応じたものでなければならない．それは日常生活活動の一部でなければならない．

演習課題

身体にロボットを装着することを想像してみて下さい．そのロボットは，テニスの試合において，あなたの身体をすべて正しい運動に動かすものである．もし，あなたがこのロボットを毎日使ったなら，数週間後にテニスの技術は向上しているだろうか？

適 用

幼児期の子どもたちの神経・筋機構は，非常に柔軟な適応性をもっている．周産期に起こった中枢神経系の障害をもち続けている子どもたちにとって，この適応性は有害に作用しうる．すなわち，異常な運動パターンは発達の初期段階に確立してしまうかもしれない．適応性の有益な影響として，この子どもたちが中枢神経系の障害からより正常に回復しうることが考えられる．早期治療や姿勢ケアは，この適応性を利用して，能動的な正常運動パターンを確立する助けとなる．

この変化は，より年長の子どもや成人では時間がかかるかもしれないが，依然として可能性はある．

姿勢ケアは24時間を通して，望ましくない姿勢や運動を積極的に減少させ，能動的で日常生活に有用な姿勢や運動を可能にし，そして効果的に望ましくない神経路を淘汰することに作用する．つまり，可塑的な変化は常に起こりうるので，座位・立位・歩行・更衣・食事・睡眠・遊びなど，すべての活動は効果的なリハビリテーションプログラムに用いられる．そして，それらすべての活動は中枢神経系における有益な変化を引き起こすために貢献できる．

筋活動の研究では，子どもが異なる立位姿勢をとった時に，異なる筋活動パターンとなることが示された．このことは，神経学と生体力学との間に強い関連性があることを示している（Woollacottら，1996）．

質 問

1. 神経路の接続を維持するために何が必要か？
2. 治療の目的は何か？

4.3 運動制御理論と姿勢ケア

　運動発達の本質は複雑である。われわれが治療や姿勢保持装置を決定する際に，その基盤となる運動制御理論が理にかなっていることが重要になる。運動制御理論が正しければ，その治療効果を説明したり，予測したりすることができる。そして，治療は知識に基づく理論的根拠をもったものとなる。

　これまでに，運動技能を運動・能力・生体力学を用いて解析してきた。この情報を用いて，われわれは運動技能を改善するために働きかけることができる。つまり，正常運動発達を理解することによって，運動技能の獲得が難しい子どもを理解することができる。しかし，臥位・座位・立位の運動能力についての研究では，運動の順序やおのおのの姿勢における姿勢運動能力について考察されているものの，発達の速さに影響を与える要因や運動の質が，どのように変化していくかについては熟考されていない。

　異常な運動パターンというのは類型化できないほど多く，一貫性がないために標準化できない。これに対し正常運動発達は，ただ一つの教科書であり，一貫性のある標準値をもつものである。よって，正常運動発達のモデルに基づいて発達レベルを特定できたなら，次は運動技能の獲得を促進する手段について検討しなければならない。そこで，運動制御理論を理解する必要性が生じてくる。なぜなら，運動制御理論は，技能獲得を促進する手段についての手がかりを与えるからである。

　中枢神経系に障害をもつ子どものための療育が基礎としている3つの主な理論がある。これらがどのように姿勢ケアに実践応用されるかについて考えてみよう。
　その3つとは，次の理論である。
- 神経成熟理論
- ダイナミックシステムズ理論
- 神経細胞集団選択理論

神経成熟理論

　神経成熟理論は，1940年代にMcGraw（1975）によって提唱された。この理論において運動発達は，大脳皮質による皮質下抑制とともに，髄鞘が形成された結果として起こるものとされていた。つまり，大脳皮質の発達は環境的な影響を受けず，新しい運動技能を獲得するためには中枢神経系の物理的な成熟が必要であるとされていた。運動発達には，「頭から尾へ」「中枢から末梢へ」といった法則があり，原始的な粗大運動パターンは随意的に制御された運動へ移行していくと考えられていた。

　この理論に基づいて評価を行った場合，原始反射活動の有無が子どもの脳の成熟度を示す手段として用いられる。しかし，この理論にはいくつかの問題があることが，実験的研究によって示されてきた。

　新生児についての縦断的研究によって，暦年齢と運動発達段階には多様性があり，原始反射パターンは運動能力を評価するための手段としては信頼性に欠けるということが証明された（Touwen, 1978）。また，いくつかの研究において運動発達は「頭から尾へ」「中枢から末梢へ」とは進まないことが示された（Horowitzら, 1988；Fettersら, 1989；Zelazo, 1983；Greenら, 1995；Thelenら, 1982）。

この結果，神経成熟理論の仮説では，環境的因子が運動発達にほとんど影響を与えないとされているため，姿勢ケアにはなんの役にも立たない。

ダイナミックシステムズ理論

　運動発達に関するダイナミックシステムズ理論は，発達心理学の分野で提唱されてきたものであり，状況因子についてより広範な見解を与えるものである。この理論では，中枢神経系は運動を作り出すために組み合わせられるパズルの一部に過ぎないとされている。そこで，Bernsteinが1967年に運動システム理論をはじめて提唱した(Turveyら，1982)。彼は，運動を独立した筋活動の集合とみなすのではなく，プログラムされたパターンとみなした。また彼は，運動制御は中枢神経系だけではなく，筋骨格系や環境因子の影響も受けると信じた。なお，ダイナミックシステムズ理論では，姿勢制御の発達は最も遅れている発達因子によって停滞するとされている。

　この理論では，運動制御の発達に機能的枠組みがあることが提示されている。その機能的枠組みには，以下の項目が含まれる。
- 中枢神経系
- 生体力学
- 筋骨格系
- 環境
- 動機づけ
- 課題
- 情緒

　これらの要因の相互作用によって運動行動は引き起こされる。すなわち，独立した一つの要因から運動行動を予測することは不可能であり，運動系に関わるすべての要因が運動行動の出現に貢献している。

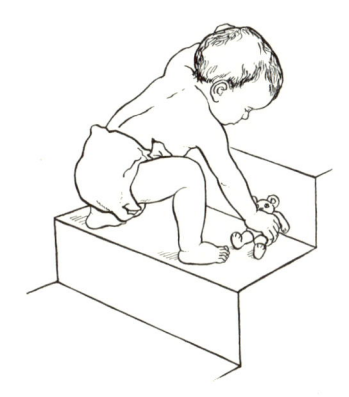

図94　子どもと環境と課題

質問

1. 神経成熟理論とダイナミックシステムズ理論の主な違いは何か？

　運動行動遂行の理論的枠組みは，3つの側面によって説明することができる。
- 子ども：年齢・性格・姿勢運動能力段階など
- 環境：家族・家庭・学校・接触支持面など
- 課題：子どもは，その課題をしたいと思っているか，その課題をするために必要な技能をもっているかなど

　この3つの側面から運動行動を考える時，われわれはそれぞれの側面を評価し，そしてその中のどの要因が発達を制限しているのかを特定する。

演習課題

子どもについて考えてみて下さい。電動車いすを使用する子どもへの援助において，姿勢ケアプログラムを実施することで，どの要因を変化させることができるかを下の図95を用いて検討してみて下さい。

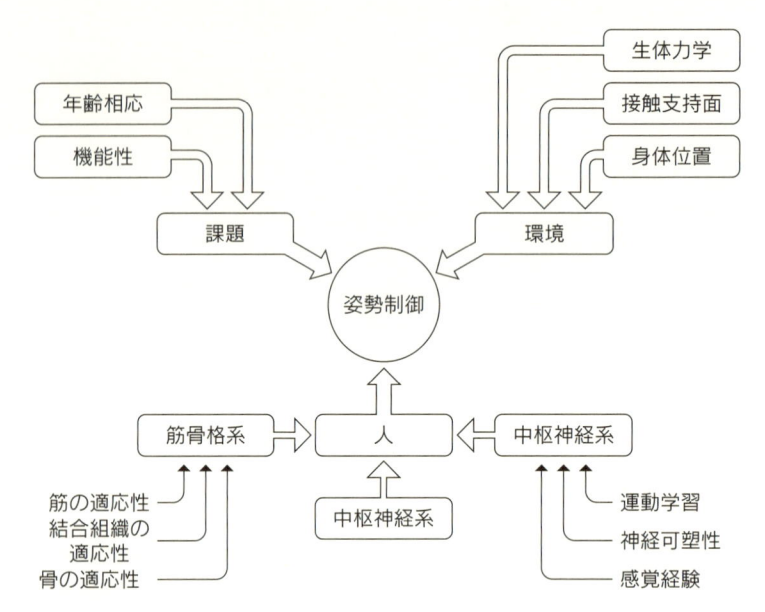

図95　ダイナミックシステムズ理論の構成要素

神経細胞集団選択理論

　神経成熟理論とダイナミックシステムズ理論の双方の主張における矛盾を解決しうる新しい理論がある。それが神経細胞集団選択理論である。この理論はSpornsとEdelman(1993)の研究に基づいている。さらに，Hadders-Algra(2000)は，中枢神経系の構造と機能は機能的活動と行動に依存していると提案している。

　神経細胞集団の選択は，次の3つの過程に分けられる。
- 初期の多様性
- 選択
- 適応的多様性（第2の多様性）

「初期の多様性」の段階において，中枢神経系はすべての可能性のある運動を探索する。2番目の過程においては，最も効率的な運動パターンが選択される。そして，最終的に「適応的多様性（第2の多様性）」は，課題特性に適応し成熟した運動の多種多様性を伴って形成される。

　この理論では，中枢神経系に障害をもつ子どもたちの発達過程に変化を与えるために，運動経験をより正常で，かつより効率的なパターンに導くことで，それらの運動に関与する神経回路網が強化され，より正常で，かつより効率的な運動パターンが選択されるとされている。たとえ中枢神経系に障害をもたない子どもであったとしても，これらの過程を達成していく時期・期間の制約はある。だからこそ中枢神経系に障害をもつ子どもにおいて，「年齢相応の介入」ということが成功のために重要となる。

　姿勢ケアによる介入は，子どもの運動経験に多様性を与え，かつ運動のレパートリーを増加させ，結果としてより効率的な運動パターンの選択を促進させるだろう。さらにその後の過程においては，ポジショニングによる適応的な運動経験によって，第2の多様性に影響を与える機会をもたせることができる。

適用

　ダイナミックシステムズ理論や神経細胞集団選択理論は，運動行動に関与する要素に働きかけることによって，運動行動の結果を変化させることができるという治療的介入の有効性に理論的根拠をもたせるものである。未成熟な姿勢運動能力は，巧緻運動の制御や自立した移動能力のような他の運動行動において，制限・拘束を与える因子としてみることができる。神経成熟理論に基づけば，運動行動を改善するためには，中枢神経系の成熟をただ待たなければならないということになる。

　神経細胞集団選択理論では，早期介入において，子どもの姿勢を変えることを通して得られるさまざまな経験を提供することによって，運動の多様性を拡大することを目指すべきであると示唆している（Hadders-Algra, 2001）。広義の「姿勢管理」では，姿勢そのものが，それぞれの姿勢特有の感覚・運動・機能的活動を提供することで，上記のようなことが起こることを目的としている。

　ダイナミックシステムズ理論は，ポジショニングと治療的介入によって運動行動に影響を与えることができると主張しており，療育内容に理論的根拠を与えるものである。この理論の本質は，子どもの生活環境において，運動行動に影響を与える原因と結果を正確に指摘することは困難であるという，現実的側面をも説明していることである。

　療法士は，子どもの運動行動を改善するための治療的介入において，その活動を構成するさまざまな要素を変更することに精通している。活動を構成する要素の変更には，おもちゃの提示の仕方によって子ども自身が動き出すための刺激を変更することから，治療開始肢位や声掛けの仕方を変更することまでさまざまな方法が考えられる。われわれの研究では，姿勢の変更によって重力の影響を減少させ，そして接触支持面によって姿勢運動能力を促進することができた。このような治療的介入の有効性は，ダイナミックシステムズ理論によって説明することができる。

　運動発達理論については駆け足で説明したが，重要なことは「新しい運動パターンの学習」を考える際に，これらの理論がどのように位置づけられるのかを考えることである。「新しい運動パターンをどのように学習するか」という命題については，まだまだ議論の余地があるが，リハビリテーションのための基礎としていくつか確認できたことがある。

- 能動的な運動を経験したり，練習したりする機会は必要不可欠である
- 運動パターンの学習は，運動の構成要素よりも，その運動が遂行される実際の活動に強く関連している
- さまざまな因子が運動行動に影響を与える。だからこそ，すべての因子を考慮しなければならない
- 運動に影響を与えている生体力学的因子は，運動行動を遂行するためにきわめて重要な因子である

演習課題

例えば，あなたの担当している子どもが座位姿勢を保持することができない。その子どもは電動車いすを操作できるようになりたいと思っている。このような時，子ども自身，環境・課題に注目して，どの側面が子どもの能力を制限しているかについて考え，そしてどのように問題解決を図るかについて考えてみて下さい。

4.4 運動学習理論

運動学習理論は,活動そのものが活動の学習を促進し,続いて中枢神経系の適応が起こるという理論に基づいている。また,運動行動における能動的な参加と高頻度の繰り返しが,運動技能を獲得するために重要であるとされている(Charman, 1998)。

運動学習の目的は,中枢神経系に障害をもつ子どもの日常生活における運動行動の学習と遂行を可能にすることである。

正常運動パターンに基づいた運動は,生体力学的に作用する力や筋の長さ,筋力,関節の形態を正常に保つことに貢献する。

われわれが生活上で運動学習を行う例として,自動車の教習が考えられる。教官ははじめに,われわれに何をするのかを説明する。それからわれわれは,サイドブレーキを押し下げて,ギアを切り替えるような行動の予行練習を行う。教官は,われわれが基本的な手順を把握したと感じたら,これらの手順を実際の運転の中で練習させはじめる。それから,ギアを切り替えるだけでなく,目的地や,そこへ行くための道を探したり,障害物を避けるためにハンドルを切ったり,ブレーキをかけたりと,乗り越えなければならない運動課題は無数にある。変化していく状況にうまく対処するためには,絶え間なく環境的な手がかりを得て,調整していくことが必要とされる。これらすべての要因を考えると,はじめて自動車を運転するといった経験には,課題への高い集中力と教官からの援助が必要となるが,練習によってこれらの技能は自動的になる。そして,その後の運転の教習では,注意を必要としていた数々の課題は会話をしたり,ラジオのチューナーを操作したりしながら行うことができるようになる。

教官は,われわれが運転を始める前に,行うべき行動とその理由を説明するだろう。スポーツ科学における研究では,スポーツ選手がそのスポーツの動作を考えている時,そのスポーツで働く筋の攣縮が生じることが示されている。どのような運動を行う必要があるのか,またなぜする必要があるのかを,子どもたちに説明することは,獲得すべき運動について子ども自身が考える機会となり,その運動に関与する神経路が強化され,成功の機会を増やすことへの援助につながる。

われわれは自動車教習の間に,運動そのものの構成要素を独立させて学習するのではなく,課題の達成に必要な運動パターンとして学習するのである。すなわち個々の筋の働きが切り離されて学習されるのではなく,運動パターンとして記憶されることで,新しい運動行動が定着していくのであり,足関節の底屈運動を練習することで,自動車のクラッチを操作する能力が改善することなどはありえないのである。

自動車を前方へ動かす時,ステアリングやブレーキ,アクセルといった操作の必要性が,自動車の中,あるいは外で起こっている。同様に,われわれが動いている時には外的な影響と同じく,身体運動に伴う内的応力に対して姿勢調節を行う必要がある。

仮に,あなたが一側の脚を腰の高さまで上げて片足立ちになった場合,どうなるだろうか。転倒してしまうだろうか。いや,そんなことはないだろう。なぜならば,あなたは平衡を保つために姿勢を調節するはずだからである。しかし,中枢神経系に障害をもつ子どもでは自動的に,そして流暢に姿勢を調節する能力が欠如している。療法士は,子どもに運動を要求する前に,このことを思い出さなければならない

キーポイント

> 姿勢調節が最も起こる部位は，接触支持面が与えられたすぐ上の身体分節である。

このことは，運動制御の学習を考える際に重要なことである。例えば，プローンボードを用いることで，子どもに立位を学習させようとする場合，支持面に接触し，体重負荷されているのは，ほとんどが身体の前面部分であり，足の裏ではないことを認識しておかなければならない。これらのことをあなたが体感しようとするなら，片足立ちになってみるといい。あなたの身体のどの部分が最も働いているだろうか？

外的動揺に打ち勝つためには，われわれは常に外的環境に気づかなければならない。われわれが新しい技能を学習する際，実際に行っている課題に高い集中力を払わなければならないので，外的環境を意識するのは難しいに違いない。しかし，自動車の運転技能が熟達すれば，歩行者や他の自動車に注意を払うことができるようになり，その反応も速くなる。新しい技能を学習している子どもたちは，その技能の遂行に高い集中力を必要とするので，周りの環境で起こっている他の要因にまで注意を払うことはできないだろう。

一人では座位姿勢を保持することができず，姿勢保持の学習を必要としている子どもが，学校の授業中に何も支えられないで座り，学業に集中することはできないだろう。ちょうど，われわれが慎重を要する状況で自動車の運転や駐車をしている時に，難しい質問をされると答えることができなくなるのと同じである。子どもたちが新しい運動技能を学習している時は，子どもがそのことに集中できるように配慮しなければならない。また，子どもが授業に集中している時には，姿勢のことは気にせず，学業に集中できるよう，安定した姿勢を援助しなければならない。

演習課題

> 背臥位・腹臥位・座位・立位の各姿勢において，支持面に接している主な身体部分と，姿勢調整が起こっている主な身体部分を書き出してみて下さい。

われわれが新しい技能を獲得するためにはどれぐらいの練習量が必要なのだろうか？

このことについてKottke(1980)は，次のようなガイドラインを提案した。
- 数十回の反復によって，課題を意識できるようになるが，運動記憶に何も残らない
- 数百回の反復によって，運動記憶には弱々しく残るが，短期間で忘れてしまう
- 数千回の反復によって，運動記憶は確立されるが，高度な技能運動では不十分である
- 10万回の反復によって，有能で一貫した運動として運動記憶に残る
- 数百万回の反復によって，高度に熟練した運動技能として完璧に運動記憶に残る

運動プログラムを確立するために膨大な量の反復が必要であることが理解できれば，中枢神経系に障害をもつ子どもが，なぜ正常な運動パターンではなく，異常といわれる運動パターンを確立してしまうのかという理由が明らかになる。正常な運動パターンを確立するためには，この運動パターンを反復することによって，異常といわれる運動パターンよりも優位を占めなければならない。このことが，中枢神経系に障害をもつ子どもたちに対して24時間姿勢ケアが重要であるということの理論的根拠となる。

質問

1. 運動学習が正常運動パターンを基礎としていることが，なぜ重要なのだろう？
2. 身体のどの部分で姿勢調節が最も起こっているだろう？

4.5 感覚経験の重要性

　感覚系と運動系は密接に関連している。われわれは運動時，身体内部および外部の環境に応じている。中枢神経系は運動前および運動中に，この感覚情報を処理しなければならない。この情報処理過程は感覚統合といわれ，この時，大脳皮質は「選択」「比較」「抑制」「強化」「連合」を柔軟に行っている。

　感覚系には，以下の項目が含まれる。
- 視覚
- 聴覚
- 嗅覚
- 前庭覚
- 触覚
- 運動覚
- 固有覚

　われわれが運動する時，これらすべての感覚情報が処理されている。

キーポイント

> 感覚運動学習とは，入力された情報に対する応答様式を企画・組織化するために感覚情報を利用することである。

　感覚情報に対する組織化された画一的な応答様式はない。識別可能な運動パターンはあるかもしれないが，同じ課題を異なった状況で遂行する場合，同じ人間でも異なっていたり，また人が違えば，そのやり方は異なる。

演習課題

> 書字について考えてみよう。ペンの形状や紙の質に違いがあるように，ペンの持ち方や筆跡は人によってすべて異なり，そして筆圧も異なる。それでもほとんどの人は読解可能な文書を書くことができる。

　これと同様に，姿勢や歩き方にも個々人の特徴がある。足音を聞いたり，歩き方をみたりすることで，だれが近づいてきたかを確認することができるかもしれない。

　これらのことを概念的に説明するのは，とても複雑である。何が起こっているのかを理解するために，ロンドン郊外にあるヒースロー国際空港での航空管制官の仕事を想像してほしい。飛行機は30秒ごとに着陸しなければならない。今日は火曜日で，あなたの勤務体制は先週と同じだが，共に働く職員は異なる。出張で飛行機を利用する人などは，火曜日のフライトスケジュールは毎週同じであると思っているが，あなたの仕事は到着する飛行機を滑走路に導くだけでなく，到着ゲートにも誘導しなければならない。あなたは風速や天候，視界，飛行機の燃料レベル，飛行機の飛行高度や重量を考慮に入れて，次の出発計画に応じて着陸順序を決定しなければならない。あなたの仕事は，先週の火曜日とまったく同じ仕事の繰り返しになるだろうか。われわれの感覚系は，航空管制官よりもさらにもっと多くの要求にさらされる。

航空管制官は，必要とする情報の収集手段をもっているが，万が一，その手段であるコンピューターが故障してしまい，正確に情報を得ることができなくなれば，現場がどれだけ混乱するかは想像できるだろう。同様のことが，感覚運動系に障害をもつ子どもたちにおいても起こりうる。例えば，身体を協調して動かすためには，感覚運動系が必要不可欠であるが，脳性まひをもつ子どもは適切に感覚情報を受け取り，解釈するが，記憶として蓄えておくことが難しい。

　脳性まひをもつ子どもの運動障害の本質は，スパズムや痙性による随意運動の障害ではなく，筋への適切な運動命令を形成し，伝達する能力が障害されていることであるといわれている（Neilsonら，1982）。すなわち，航空管制官のコンピューターが故障している状態である。

　だからこそ，環境に対する内的モデルを構築するためには，一貫した感覚経験の反復が重要となる（Gordonら，1997）。

> **演習課題**
> あなたは室内でテニスをしている。しかし，その部屋の壁と床の位置は一定ではなく，動くと想像してみよう。あなたのテニスの技術は向上するだろうか。

　運動企画の障害は，結果として，正常運動のための正しい感覚情報の探索を困難にする（Neilsonら，1990）。これは，随意的な筋の収縮を指示する皮質領域が，筋への適切な伝達経路をもっているものの，運動活動のタイミングや段階的調整を制御するための伝達制御が障害された状態である。なお，アテトーシスや痙性，スパズムは従来考えられていたように，直接的に随意運動を混乱させるものではない。

　Neilsonら（1982）の研究では，中枢神経系に障害をもつ子どもたちが，スパズムや痙性を自己修正することは学習できたものの，機能的な運動を改善するには至らなかったことが示されている。これにより，スパズムと痙性は運動障害の唯一の原因ではないことが示された。

　環境とのさまざまな相互作用により，われわれには状況に応じて異なる応答様式を探索・評価し，適応的な運動戦略を獲得するチャンスが与えられる。しかし，中枢神経系に障害をもつ子どもでは，多様な運動行動パターンを経験することが難しい（Gordonら，1997）。

　生活は，多重・多様な感覚にさらされている。ある状況では，子どもが集中できないほどの感覚情報を受け取っている場合には，その感覚情報を選択的に減少させなければならない。子どもは，人々の会話や騒音の中で過ごすよりも，そこから離れた静かな部屋で過ごすほうが高い集中力を発揮できるだろう。別の状況では，活動している子どもに対して，身体的援助あるいは声掛けによる援助のような追加的な感覚入力を行うことが有意義な場合もある。

　感覚情報処理に障害をもつ子どもでは，情報を処理し，応答するために長い時間を要するかもしれない。

　van der Weelらの研究（1991）では，子どもにとって目的のない運動を教えるよりも，具体的な課題を与えたほうが，運動が成功しやすかったことを示している。これは付加的な感覚的手がかりによるものである。

> **演習課題**
> あなたは子どもの腕を伸ばし，「手を前に伸ばしてごらん」と励ましている。このような場合に，子どもの運動遂行をどのように改善させればよいか，考えてみて下さい。

姿勢や運動をただ変更するだけでは，子どもたちの経験は非常に限られたものになる。その時，われわれが「最良の経験」を与えることが特に重要になる。まず，姿勢支持装置によって，運動の多様性を拡大していくための開始肢位を提供することができる。

いかなる治療的介入においても，その目的の一つは子どもに対して感覚運動系の応答の効率化を促進するために，子ども自身と外部環境における内的・外的モデルを構築できるようにすることである。

> **質　問**
>
> 1. 中枢神経系に障害をもつ子どもの運動障害の本質的な原因は何だろうか？

4.6 生体力学

　生体力学について，「第1章 序論と用語」で体重負荷している身体部分を説明するための用語の使い方や，身体に影響を与える筋活動と重力およびそれを制御する方法について述べた。ここでは，これらの生体力学的応力について，もう少し詳しく述べる。

　人の身体に作用する生体力学は，感覚フィードバックと運動の行いやすさに関する神経学に影響を与える。Woollacottら(1996)は，脳性まひをもつ子どもと健常児において，立位で膝を軽度屈曲した姿勢をとった時，両者とも同様の筋活動パターンを示したと述べている。このことにより，姿勢筋活動に与える影響は神経系による要因よりも，生体力学による要因のほうが大きいことが示された。このことは，適切な生体力学的アライメントが姿勢運動活動に大きな影響を及ぼすことを示唆している。

> **キーポイント**
> 生体力学的応力は環境・運動・活動，そして子どもの場合，成長や発達といったさまざまな要因によって身体に作用する。

　このような力は，正常発達過程において有利に作用するが，中枢神経系に障害をもつ子どもの場合，筋骨格系の変形のような不利をもたらす結果となりうる。
　われわれが関心をもつべき「生体力学」には，2つのことが考えられる。

- 正常発達過程における成長・発達・運動・活動の生体力学的変化。これらはChailey姿勢能力発達レベルの要素を構成する
- 中枢神経系の障害をもつ子どもの身体を助けるために計画的に用いることができる生体力学的応力
 Chailey姿勢能力発達レベルには，次の項目が記載されている
- 安静時と運動時に体重負荷している身体部位
- 体重負荷している身体部位を変化させる能力。これには，身体部位を変化させる運動が制御されているか，制御されていないか，また身体部位を変化させる方向は縦方向か，横方向か，そして変化させる際に姿勢変換を伴うか，伴わないかなどが含まれる
- 骨盤の位置(後傾位・中間位・前傾位)と体幹・下肢の相対的位置
- 肩甲帯の位置(後退位・中間位・前突位)と体幹・上肢の相対的位置
- 頭と下顎の位置(下顎が前突した状態，下顎が引けた状態，下顎が後退した状態)
- 脊柱の前額面上での形状
- 体幹と四肢に影響を与える頭部の運動(頭部の運動に伴う体幹の運動，頭部の運動と反対方向への体幹の運動，体幹や四肢の運動と分離して頭部を動かす能力)
- 四肢を頭部や体幹，他の四肢から分離して動かす能力
- 主要関節の主な位置

　われわれはこれまで，理論的根拠を探求し，実践を積み重ねることで，ポジショニングによって姿勢運動能力の問題解決を図ることができることを確認してき

た。そして，姿勢ケアの実践に必要となる体重負荷についての詳細な評価を考案することができた。中枢神経系に障害をもつ子どもにとって，これらの生体力学的因子は運動課題を遂行する能力にとってきわめて重要である。

キーポイント

生体力学的応力の作用の仕方と作用時間の長さは，骨・関節の発達に影響を与えるだろう。

筋と骨は，成長中あるいは成長後で，それぞれ異なった力の作用を受けるだろう。骨・軟骨・腱・靱帯のすべては，異なった方法で力に反応する。身体に対する力の作用を以下に述べる。

引張力：互いに引き合う対立する力。引き伸ばされる対象物には引張力が作用している。

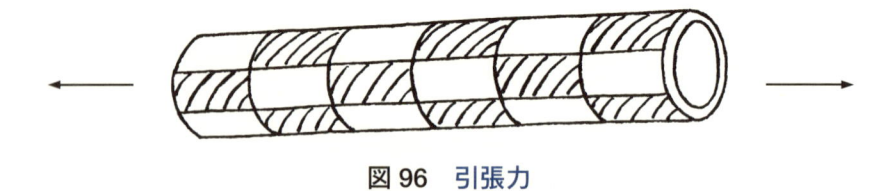

図96　引張力

圧縮力：互いに押し合う対立する力。圧縮される対象物には圧縮力が作用している。

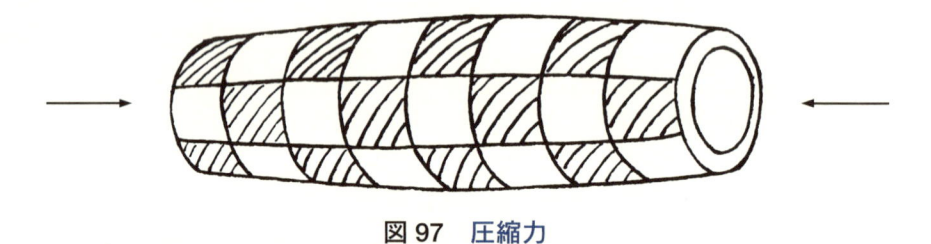

図97　圧縮力

回旋（捻転）力：軸の周りで反対方向に作用する力。対象物にはねじれた回旋（捻転）力が作用している。

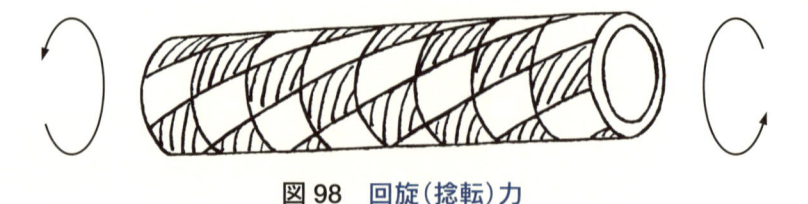

図98　回旋（捻転）力

剪断力：等しい反対の力を伴って対象物に垂直に作用するか，あるいは平行に作用し，その対象物の変形を引き起こす。対象物には，ゆがんだ剪断力が作用する。

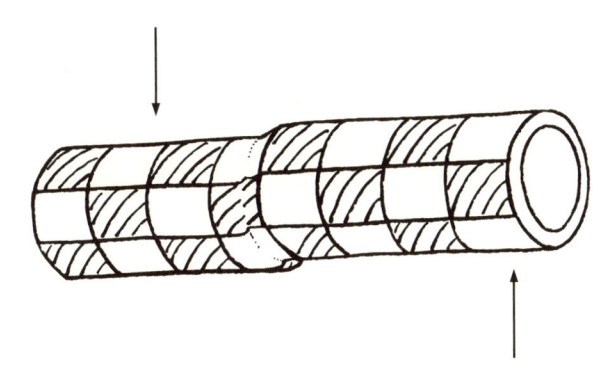

図 99　身体に垂直に働く剪断力

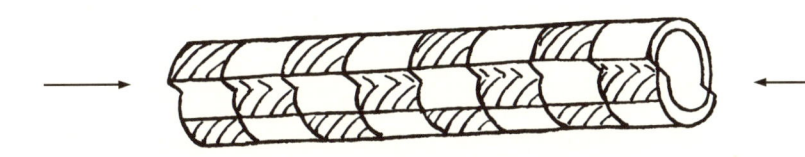

図 100　身体に水平に働く剪断力

キーポイント

作用する力が等しく，その方向が反対なら，運動が起きないだろう。作用する力が等しくないなら，運動が起きるだろう。

われわれが知っておかなければならない用語はほかにもいくつかある。
- 摩擦力は，対象物をもう一つの対象物の表面上で動かす時に生じる。摩擦は，静的に作用する場合（対象物が動き出すためには，この摩擦力よりも大きな力が必要となる）と，動的に作用する場合（対象物をもう一つの対象物の表面上で動かし続けるための力が必要となる）がある。一般的に，静的に作用する摩擦力は動的に作用する摩擦力よりも大きい
- 反作用の力：力が作用することによって生じる逆方向の力
- 重力（引力）：対象物が地面に向かって引き寄せられる引力によって生じる力
- 弯曲力：少なくとも3点に作用する力により生じる力

臥位・座位・立位において，重力が下方向に作用し，接触支持面によって重力に抗した力が提供された場合，子どもたちは身体に圧縮力がかかっているのを経験するだろう。

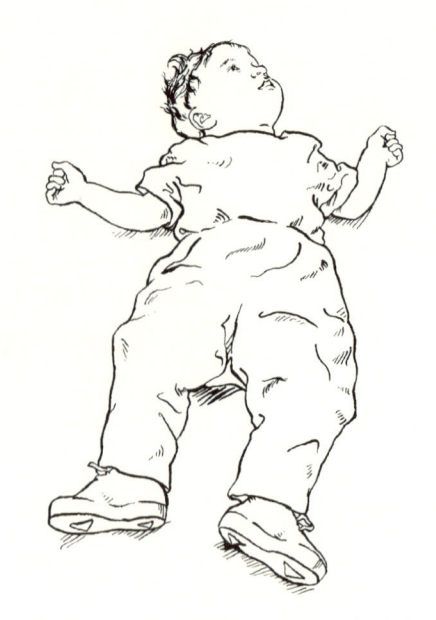

図101　平らに押しつぶされた姿勢

　臥位において，重力に抗して運動するために必要な筋力や姿勢制御能力をもっていない子どもでは，平らに押しつぶされた姿勢での変形が進行する危険性がある。

　座位においては，重力に抗するために必要な姿勢運動能力をもっていない子どもでは，脊柱側弯や脊柱後弯などの変形が進行する危険性がある。

　座面上で臀部が前方にずれている子どもでは，摩擦力や剪断力を経験しているだろう。この状況では，褥瘡をつくってしまう危険性が高くなる。

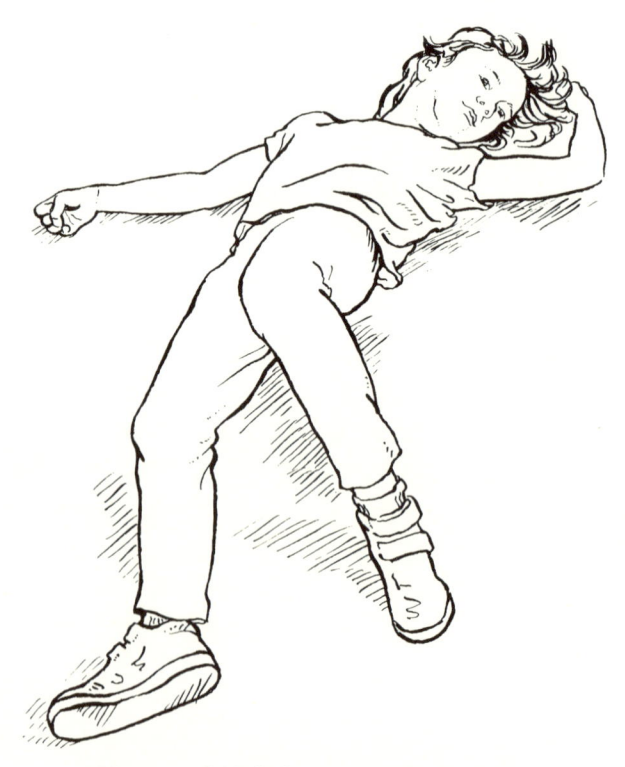

図102　脊柱弯曲の危険性のある姿勢

臥位の姿勢が非対称な子どもでは，脊柱のねじれを経験しているだろう。

股関節外転ギプスを装着している子どもでは，股関節内転筋群の引張力を経験しているだろう。これらの力は腱や靱帯のような軟部組織に変化を起こすだろう。同様に，ストレッチングは引張力を引き起こす。そこで，ストレッチングは軟部組織の断裂と組織の癒着を予防するために，時間をかけて優しく行う必要がある。

調節式の脊柱装具には圧縮力・引張力・弯曲力，そして脊柱側弯を修正するために作用する力が用いられる。

> **質 問**
> 1. 発達の視点からみて生体力学の2つの重要な側面は何か？
> 2. 生体力学的応力の利用は，どのような時が最も効果的か？

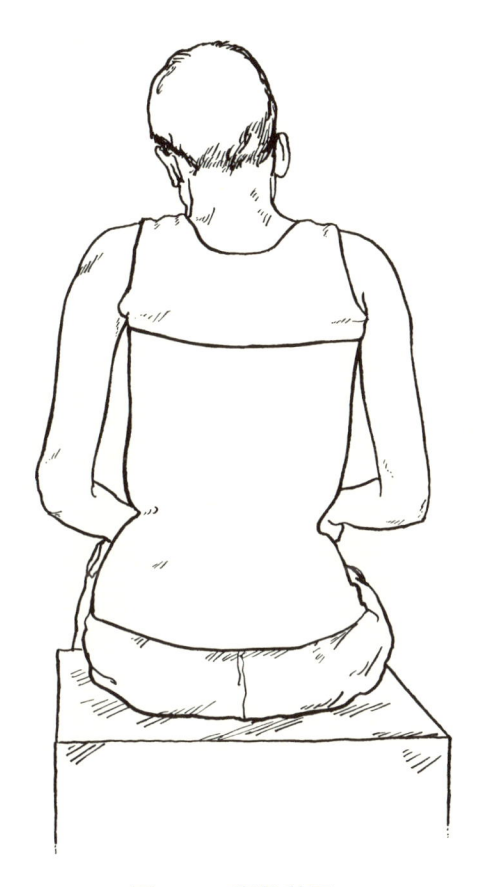

図103　脊柱装具

中枢神経系に障害をもつ子どもでは，第二次成長期において，特に変形が悪化しやすい。さらにわれわれは，この成長急騰期の間に軟部組織とその周辺に変化が起こりやすいことを認識している。このような理由で，変形の進行を予防するためには付加的な修正力を用いる必要があり，成長急騰期に用いられる生体力学的応力は非常に効果的である。

この次に，子どもの筋骨格系の成長，発達の援助，つまり変形予防のために生体力学の知識をどのように応用するかについて，より詳細に述べる。

4.7 筋の適応性

　ここでは筋の構造と機能について述べ，そして神経系の変化・不使用・治療的介入がこれらの構造や機能にどのような影響をもたらすかについて概説する。まずは，筋の長さや筋力，関節可動域を維持し，変形の予防や，少なくともその進行を阻止するための介入戦略について考えてみよう。

　筋骨格系は，中枢神経系からの指令により生体力学的出力，つまり筋活動を生産する。反対に，筋骨格系の変化によって中枢神経系に変化をもたらすこともできる。筋骨格系における生体力学的応力の変化，例えば身体が大きくなったり，筋力が強くなったりすることによって，これまでと異なる方法で身体を動かさなければならない必要性が生じてくる。これに伴って，筋活動パターンおよび中枢神経系へのフィードバックは変化する。そこで，筋群は運動を遂行したり，姿勢を安定させたりするために必要な構造と機能をもっている。効率的な運動を遂行するために，筋は集団で活動することを思い出してほしい。効率的な運動は，効率的な機能を選択するために試行錯誤した過程の結果として学習される。

　筋と骨は，幼少期の子どもにおいて，特に成長急騰期の間に急速な適応性を示す。しかしこの適応は，いかなる身体，いかなる年齢においても起こる。また，治療的介入をより早期から開始することにより，その効果をより高いものにすることができるだろう。

筋の形状

　運動遂行や姿勢保持に必要となる力によって，筋の形状や大きさは異なる。筋にさまざまな形状があることは，力の不均衡の影響を受けやすい反対側の筋群において説明することができる。例えば，股関節内転筋群は筋長の短い羽状筋であり，力を生産するのに有利な構造となっている。これに拮抗する筋群は，股関節外転筋群であり，筋長の長い平行筋に属し，速い運動を生産するのに有利な構造となっている（Newhamら，1998）。拮抗する筋群の形状は，筋の長さや強さの精密な均衡状態を維持できるようにしている。ひとたび均衡が崩れると，骨・関節の発達変形が生じてしまう。

筋の構造

　骨格筋は，結合組織性の鞘あるいは筋膜に包まれた数多くの筋束から構成されている。筋束は，結合組織性の筋周膜に包まれた筋線維の束である。

　結合組織は筋線維が収縮したり，弛緩したりできるように支持構造と潤滑面を提供する。結合組織は，年齢や疾病，不使用に伴う筋の構造的変化によって筋の機能に影響を与える。

　おのおのの筋線維には，筋原線維と呼ばれる棒状の構造が存在する。筋原線維の数は，成長とともに増加する。

　筋原線維は，Z帯によって筋線維分節に分割される。筋線維分節は，アクチン線維とミオシン線維で構成された筋線維の収縮最小単位である。筋収縮時には，筋線維分節の中央にあるミオシンの太い線維は動かず，Z帯を中央に引き込むようにしてアクチンの薄い線維がミオシン線維の間へ滑り込む（Goldspinkら，1990）。図104，105はこの作用を示したものである。

質　問

1. 筋束とは何か？
2. 筋の収縮時に，筋線維には何が起こっているか？

骨格筋は，筋膜に包まれた数多くの筋束から構成されている

筋束は，結合組織性の筋周膜に包まれた筋線維の束である

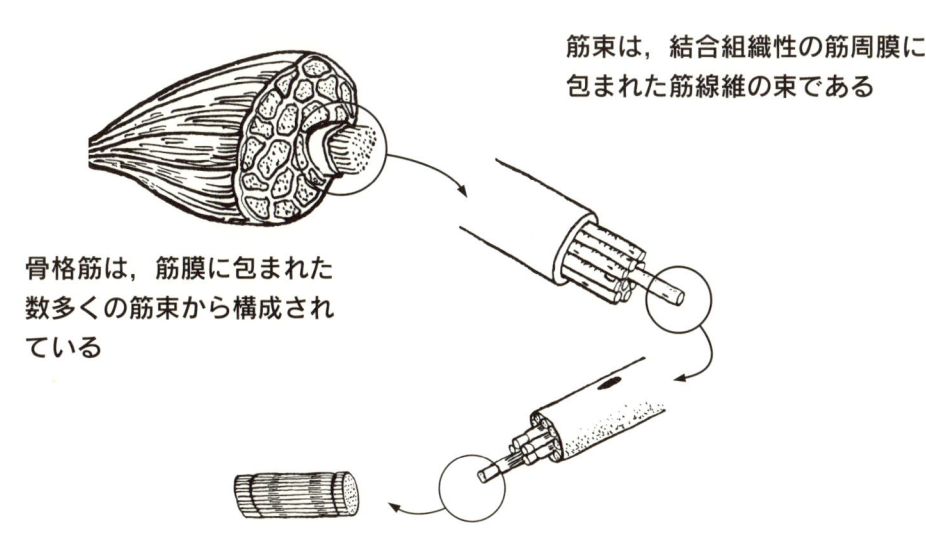

筋原線維は，Z帯によって筋線維分節に分割される

おのおのの筋線維には，筋原線維と呼ばれる棒状の構造が存在する

図104　筋の構造

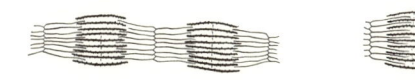

図105　筋線維分節，弛緩（左）と収縮

筋線維のタイプ

　筋線維には2つのタイプが存在する。速筋線維と遅筋線維である。

　速筋線維は，速くて力強い運動に用いられる。例えば，短距離走やサッカー，スカッシュを行う時などである。一度，速筋線維を使い始めると，筋線維の太さは急速に増す。アーノルドシュワルツェネッガーを思い浮かべてみよう！

　遅筋線維は，ゆっくりとした姿勢運動と持続的で運動量の少ない活動を行う際に用いられる。例えば，パソコンやウインドーショッピングの際に姿勢を保つ時などである。

　筋線維の数は，出生後には変化しない。しかし，筋線維を使用することによって，その大きさと性質を変化させることができる。筋群は，瞬発的な運動を行うための速筋線維と，姿勢を保持するための遅筋線維の2つの筋線維が混合して構成されている。なお，子どもが直立姿勢の維持を学習する時，速筋線維と遅筋線維はバランスよく発達するだろう。

　子どもの運動が正常範囲の速度で発達しない場合，速筋線維と遅筋線維の間に不均衡が生じ，運動能力の発達に悪影響が生じるかもしれない。

筋の長さの変化

　筋が効率的に機能するためには，最適な長さで機能する必要がある。
　短縮した筋の特徴を以下に示す。
- より少ない筋線維分節
- 筋線維の長さの減少
- 結合組織が変化したことによる他動運動に対する抵抗の増加

　これらの要因によって，筋の最大伸長域が使用されない場合，さらなる筋の短縮を起こし悪循環に陥る。例えば，子どもが下腿三頭筋を過剰に収縮させて，つ

質問

1. 速筋線維が使われる活動の例を2つあげてみて下さい。
2. 遅筋線維によって，どのような機能が遂行されるだろう？

ま先で歩く場合，拮抗する筋の長さは長くなる(Tardieuら，1982)。

伸長した筋の特徴を以下に示す。
- より多くの筋線維分節
- 筋線維の長さの増加
- 他動運動に対する抵抗の減少
- 伸張反射の遅れ

これらの要因によって中間域，またはそれよりも内側の領域での運動において，筋緊張を生産することが難しくなる。また伸長された筋は，中間域よりも外側の領域でしか活動することができず，その筋活動も非常に弱々しいものである。

ここで，肘関節屈筋群が短縮している子どもの例をあげる。例えば，肘関節の屈筋群が短縮し，逆に伸展筋群の長さがしだいに長くなった。この長さの変化は，安静時において筋線維分節がすでに重なり合っているかもしれないと思われるほどの変化をきたした。この子どもは，肘関節伸展筋群を収縮させて腕を伸ばそうとしたが，肘を伸ばしきる前に筋線維分節が完全に重なりあってしまった。これは中間域，またはそれよりも内側の領域で十分な力を生産することができず，そのため子どもは完全に肘を伸ばすことができなかったことを示している。

筋が短縮している場合，ストレッチングや運動遂行を困難にするような筋の硬さがあることに気づくだろう。したがって，拮抗する筋は短縮した筋を伸長するために，より多く働かなければならない。しかしこの場合，問題は重複している。それは，短縮した筋を伸長するために強力な力を必要とする拮抗筋が弱化してしまうことである。これは，筋の短縮によって，それに拮抗する筋が伸長されたためである。

> 筋を使うか，使わないか・・・どちらのタイプの筋線維も使わない場合，その筋は萎縮するだろう。

演習課題

> ハムストリングスの短縮によって，膝関節屈曲位の状態で歩行している子どもについて考えてみて下さい。膝関節伸展を困難にしている要因は何だろうか。次の筋群のうちの一つについて，短縮の影響を考えてみて下さい。足関節背屈筋群および底屈筋群，手関節背屈筋群および底屈筋群，股関節外転筋群および内転筋群。また，あなたの考えと問題解決手段についても書き出してみて下さい。

筋力とその弱化

近年，筋力弱化は脳性まひをもつ子どもの運動障害の主要因であると考えられている。Damianoら（2002）の研究は，筋力強化によって運動機能を改善させることができ，さらに筋力強化によって痙性が増加することはないことを示唆している。逆に，腓腹筋の筋力弱化は筋の短縮と関連している。なぜなら，筋線維の直径が減少して腱膜を短縮させ，拘縮を起こすからである（Shortlandら，2002）。

筋の長さの変化，痙性，筋緊張

痙性と筋緊張が何を意味する用語なのかを定義することから始めよう。

痙性とは，中枢神経系が障害された結果生じる筋緊張の亢進であり，それは皮質または脊髄レベルにおける筋緊張の増加と腱反射の亢進をもたらす（Lance，1980）。

正常な筋はすべてわずかな緊張状態にあり，運動のための準備状態にある。これが正常な筋緊張である。

筋緊張の亢進とは，筋緊張が増大している状態であり，反対に低緊張とは筋緊

質問

1. 筋が伸長された時，筋線維分節の数はどうなるか？
2. 筋線維分節の数の増加によって筋収縮に制限が生じるのはなぜか？
3. 筋が短縮している場合，他動運動から何がわかるか？

張が減少している状態である。

筋緊張は臨床的には，筋を他動的に伸張することによって検査することができる。また，観察や触診によって筋緊張を評価することもできる。筋を伸張する速度は，抵抗度合いに影響を与え，過緊張な筋では低緊張な筋よりも速い伸張に対してより大きな抵抗を示す。

四つの要因が筋緊張に影響を与える。
- 内的な硬さ：筋，腱，結合組織などの内的な弾性特性
- 反射亢進：これは痙性を説明するもう一つの用語であり，筋活動の抑制と興奮の均衡が失われた時に出現する。反射が亢進している筋では，その筋を伸張することによって，容易に収縮が起こる。これは，子どもにとっては筋収縮の制御を困難にする要因となる
- 筋収縮：随意的な制御に基づく筋の収縮，または拮抗筋の同時的な収縮(同時収縮)は，反対方向に作用する力に対する抵抗を生み出す
- 揺変性(シキソトロピー)または「トマトケチャップ効果」：一定の期間活動しなかった筋の粘性は高くなり，「ねばねば」する。運動とストレッチングがこの粘性を減少させる。あなたが朝起きて，最初に歩き出す時のことを考えてみよう！

痙性は中枢神経系が障害された後にゆっくりと，または急速に発達しうる。速く発達する痙性は，通常，脳幹損傷に由来する。遅く発達する痙性は，損傷に対する筋の適応性があることを示しているのかもしれない。

数名の研究者は，ストレッチングを行う時，短縮した筋では伸張に対して筋がより速い収縮を起こしてしまい，(可動範囲の始めで)筋の最大伸長範囲を拡大することができなくなると述べている。これはかえって筋収縮を起こす結果となり，筋緊張の亢進によって引き起こされた悪循環が，さらなる筋緊張の亢進を助長する結果となる。このようなすべての慢性的な痙性は，ある程度の筋の短縮を伴っていると述べている研究者もいる（Chapmanら，1982；Dietzら，1983；Carrら，1995）。

> 筋の長さと痙性の関連性は，筋の長さと筋力を維持していくことの重要性を示唆している。

質問

1. 子どもの痙性が徐々に強くなってきた場合，あなたはどのような治療的介入を行うか？
2. 短縮した筋と痙性の違いを理解することが重要であるという理由は何か？
3. 中枢神経系に障害をもつ子どもに，筋の長さの変化が起こりうる理由を3つあげて下さい
4. 子どもの発達において，筋が短縮していないことを確認する最重要時期はいつか？

キーポイント

治療的介入を効果的に行うため，この原因に焦点をあてなければならない。筋の長さの変化によって筋が硬くなっている場合，緩やかなストレッチング，もしくは筋力強化によって筋の長さに変化を与えることを治療的介入の目的としなければならない。長さに関連した筋の変化と痙性を混同してしまうことは，結果として適切な治療的介入を与えることができなくなる。

筋の短縮と痙性の相違を理解するために，以下の項目が役立つ。
- 硬さが姿勢の違いで変化する場合，痙性が関係しているだろう
- 中枢神経系損傷後，ある期間で硬さが増した場合，若干の短縮が起こっている可能性がある
- 全可動範囲の運動ができない場合，筋線維の変化，もしくは結合組織の短縮が確実に起こっている

さまざまな研究の結果から脳性まひ児の運動障害は，スパズムや痙性よりも筋力の弱化と運動制御能力の欠如（中枢性協調障害）による影響のほうが大きいことが示されている。さらに適切な運動指令を形成し，伝達する能力が障害された結果でもある（Neilsonら，1982）。

筋の長さの変化は，中枢神経系に障害をもつ子どもや大人においてよくある二次的障害である。これらは痛み，ケアや介護の困難さ，そして運動の発達程度などの要因となる。しかしよく考えてみると，短縮した筋のすべてにおいて伸長された，筋力の弱化した拮抗筋がある。

理想的な状況というのは潜在的な危険因子を予測し，筋の長さに変化が起こるのを予防することである。

筋の長さが変化する主な理由は，次のとおりである。

- 固定：運動能力の障害，または装具やギプスによって運動が制限，または欠如している状態で，これにより筋力は弱化する
- 不使用：固定されたり，神経が切断されたり，または最大運動範囲を使わないことによって筋が不活性になっている状態。活動の欠如によって，筋の萎縮や弱化，結合組織や骨格の変形が起こる
- 非対称性：非対称姿勢の持続によって，関節周囲の筋の長さの変化が起こる
- 重力：抗重力活動の制限は非対称姿勢，または「平らに押しつぶされた」姿勢が定型化する原因となる。例えば，「風に吹かれた股関節」や脊柱側弯，股関節の過外転変形である
- 異常な運動パターンは運動の多様性が欠如している傾向にあり，ほとんどの場合，筋活動の不均衡を生じさせるような定型的な運動パターンや代償運動を伴う
- 身体の成長は，筋の短縮を悪化させる要因となる。通常，骨が先に成長し，続いて筋が伸長されることによって身体の成長に筋が適応する。なお，子どもが正常に運動できない場合，筋が伸長されるような適応は起こらないだろう

筋の長さ，筋力，関節可動域に対する治療的介入

治療的介入は，運動発達を促進することや，不適切な筋の長さの変化を生じさせる危険因子を減少させるために，さまざまな方法で行われる。筋群に影響を与える介入は，負荷を与える方法と負荷を与えない方法に分類することができる（Linら，1994）。

負荷を与えない方法とは，筋の収縮を制限する方法である。この方法では，筋は不活性な状態にあり，筋の短縮を生じさせる速い収縮の特性をもつ筋に適用される。なお，筋への負荷を与えない治療的介入には，長期間のギプス固定や腱延長術などが含まれる（Linら，1994）。

負荷を与える活動とは，筋の収縮を促進する活動ということができる。この活動は，筋の速い収縮と遅い収縮の均衡を正し，筋の長さを維持するために用いられる。負荷を与える活動では，筋は活性化された状態，または適切な位置に置かれた状態にある。負荷を与える活動による治療的介入には，ストレッチング，能動的な運動，そして運動の自由度を可能にした姿勢支持装置の使用（運動を制限するものではない）などが含まれる。

このようにさまざまな活動の間に，拮抗する筋には等しく負荷がかけられる必要がある。

4 理論的基盤

演習課題

次の項目を読んで，筋に負荷を与える活動と，負荷を与えない活動に分け，そして，その理由について考えてみて下さい。

- 正常運動発達の促進を目的とした治療介入プログラム，および他動運動やストレッチによる治療介入プログラム
- 臥位・座位・立位のそれぞれの姿勢における運動の自由度を可能にした姿勢ケアに用いられる器具，および移動補助器具
- 実際的な活動，例えば車いすの操作や食事，水泳など
- 固定
- 能動的な運動
- 短下肢装具や歩行補助具などの補装具
- 整形外科的手術：単関節あるいは多関節，軟部組織または骨
- ボツリヌス毒素注射：筋活動を抑制するために筋群を選択して行われる。持続効果は約3カ月間
- 機能的電気刺激：筋を電気的に刺激することによって筋力を強化したり，運動時における筋の活性化を図ったりする方法

必要なら別紙に書きとめておくこと。

能動的な運動，他動運動，ストレッチングのすべては負荷を与える活動であり，血流増加や酸素化，そして関節可動域の維持に有効である。他動運動やストレッチングは，筋のウォーミングアップや結合組織の拘縮予防に効果的である。ストレッチングの時間や期間が短い場合，筋の長さを増加させることに効果はないだろう。

体重負荷を伴う運動は，筋や骨，関節の発達を促進し，筋に負荷を与える。

姿勢ケアに用いられる器具は，さまざまな姿勢（臥位・座位・立位）におけるさまざまな筋の活動に対してストレッチングの時間を与える。筋に負荷を与える制御された活動や機能的な運動は，姿勢ケアのための器具を用いていても可能にすべきである。つまり，すべての実際的な日常生活活動において，このような制御された運動を促進する必要がある。

例えば，固定は筋に負荷を与えず，筋力の弱化や骨密度の減少を招く。能動的な運動や筋力強化練習は筋に負荷を与え，筋活動を改善させる。補装具は筋に負荷を与えて使用することもでき，負荷を与えずに使用することもできる。硬性装具の継続的な使用は筋活動を制限し，筋に負荷を与えない。一方，軟性装具は筋活動をある程度許し，筋への負荷を与える。

ある特定の手術様式，例えば腱の延長術は，一般的に筋に負荷を与えないが，速く収縮する線維を増加させ，痙性の増加を招く方法でもあると考えられている。このような治療的介入を行う場合には熟慮が必要である。また，整形外科的手術と過激なストレッチングのような治療的介入は，筋の長さよりも腱の長さの増加をきたし，筋の長さ—張力関係における不均衡を生じさせてしまう（Lieber, 2002）。

ボツリヌス毒素は筋緊張を減弱させ，筋の伸長を可能にする。この場合，はじめに負荷を与えないことが拮抗筋の活動を抑制し，それによって負荷を与えることが可能になり，結果的に主動作筋の運動が促進できる。

機能的電気刺激は筋の運動を促進し，それによって筋に負荷が与えられる。

質問

1. 筋群に負荷を与えることの効果を説明して下さい
2. 筋に負荷を与える活動を3つあげて下さい

4.8 骨の適応性

　骨も筋と同様に，その使われ方によって形状を変化させうる，きわめて適応性の高い組織である。例えば，バレーダンサーの足部，またはプロテニスプレーヤーの前腕などに生じている構造的な変化を思い出して欲しい。また，われわれは一定期間宇宙空間に滞在することが，緩やかな骨粗鬆症の進行要因になることも知っている。われわれの身体各部は，それぞれに加わる力に対して適応していく。

キーポイント
> 変形した骨に対して，正常またはほぼ正常な形を形成していくためには，正常またはほぼ正常な力を加えていくことに優るものはない（Wolff, 1986）。

　1892年の昔からJulius Wolffは，「骨の再造形（骨のリモデリング*）」に関する理論の概略を示し，骨に適切な力を加えていくことで，外科的治療なしに変形した骨を矯正できると述べた。つまり，彼は骨に圧力を加えることによって，骨の形状を変化させることが可能であると主張した。

　骨の内部構造はコラーゲン線維と無機塩類（ミネラル）により構成されている。コラーゲンは支持組織と骨梁で結合帯を構成し，それらは無機塩類によって取り囲まれている。コラーゲン線維は引張力に対する抵抗性に優れ，無機塩類は圧縮力に対する抵抗性に優れている。なお，骨構造はコンクリートを補強する構造と類似しているとされている（Lowら，1996）。

キーポイント
> 骨は，その使われ方によって絶えず形成され，吸収される。治療的に「骨の再造形（骨のリモデリング）」を行ううえでの最良の方法は，「忍び寄る」ような，滑らかで優しい力を加えていくことである。

　中枢神経系に障害をもつ子どもの発達過程と筋活動パターンは，骨格系の発達に悪影響を及ぼす。中枢神経系に障害をもつ子どもの骨格は，生下時には中枢神経系に障害をもたない子どもと同じ形状を示す。したがって，中枢神経系に障害をもつ子どもの骨の異常な形状は，その大部分が筋に対する誤った負荷が与えられた結果である。

　骨は以下の外圧に対して反応する。
- 重力
- 圧縮力
- 引張力
- 剪断力
- 回旋力および捻転
- 弯曲

質問
1. 「骨の再造形（骨のリモデリング）」に最良の加圧方法とは，どのようなものか？

＊：骨の再造形（骨のリモデリング）は物理的応力の有無に応じて生じる。すなわち，骨は応力のかかる場所に沈着し，応力がない場所で吸収される。この現象は一般にWolffの法則と呼ばれる（Wolff, 1986）。

成長の初期段階において，力の種類と持続期間は発達していく組織の種類を決定する因子となる。つまり発達に伴い，これらの力は成長の量と方向に影響を与えるようになる。

> **キーポイント**
> 圧縮力・引張力，そして回旋力は骨格の発達に最も大きな影響を与える。

異なる種類の力が，いかに骨と軟骨に影響を与えるかについてみていくことにする。子どもたちの成長軟骨線（骨端発育層）(growth plate)は，そこに加わる力によっては傷つけられてしまう。この力の加え方を変えることで，骨の成長と形状に劇的な影響を与えることが可能である。

圧縮力と引張力

体重を負荷することによって得られる圧縮力は，骨の正常な成長を刺激していくうえで必要である。つまり，体重の負荷量が増加した結果，骨の太さと密度が増大していく。そして，体重負荷が制限されたために生じる圧縮力の不足は，骨成長の制限および骨密度の減少を引き起こし，結果的に骨萎縮に導く危険性がある(Stuberg, 1992)。このようなことは，独歩をしない子どもたちにみられる。

成長軟骨線の一側に加わる過剰な圧縮力は，過剰な力が加わった側の成長軟骨線の成長を抑制し，反対側に過剰成長を引き起こすかもしれない。そして，その不均等性が成長の方向を変化させるように導いてしまう。外反膝や内反足は，この例である(LeVeauら，1984)。また，絶え間なく加えられる圧縮力は軟骨を希薄化させ，間欠的な圧縮力が軟骨を成長させる。

回旋力

骨は，成長軟骨線に加わる回旋力に適応しながら成長する。この成長軟骨線に働く異常な回旋力は，骨が成長軟骨板から離れてらせん状に成長していく原因となる。この変形は通常，側弯のある脊柱の椎体や股関節亜脱臼の大腿骨に認められる。

中枢神経系に障害をもつ子どもたちに，持続的に加えられる非対称で異常なあらゆる力は，骨を変形へと導いてしまう。このような力を予防・制御することが，変形を予防・制御していくために重要となる。

子どもたちが正常に発達していくと，3カ月ごろには臥位における対称性を獲得し，約8カ月で座り始め，そして約14カ月で歩き始める。このような活動が，骨の発達に必須のさまざまな力を生み出す。このような活動を能動的に行えない子どもたちには，必要な力を経験できるような，適切な姿勢をとらせることが必要となる。

この成長軟骨線（骨端発育層）に加わる非対称な圧縮力は，内側面の成長比率を増大させる

大転子の前方偏移による大腿骨の回旋が示されている

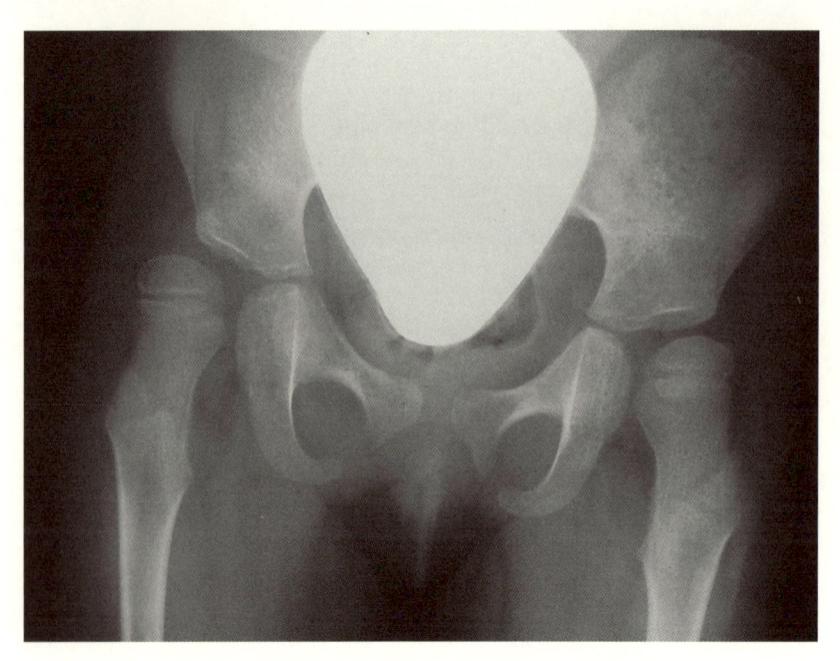

図106　圧縮力と回旋力の影響を現すX線写真

質問

1. 子どもたちにとって立つことはなぜ重要なのか？
2. もし，さまざまな力が成長軟骨線に非対称に加えられたなら，成長軟骨線にはどのようなことが起こるだろうか？
3. 回旋方向の変形例を2つあげて下さい

4.9 姿勢能力と筋骨格系変化の関連性

　変形の進行は，神経系・筋・骨・生体力学などの相互作用による複雑な過程がある。ここで，子どもの生活機能を衰弱させる危険性があるのは，もともと有していた神経学的徴候による影響よりも，しばしば筋骨格系の変化である。

　子どもの運動能力と変形が進行する危険性には密接な関連性がある。例えば，初期の非対称性姿勢であるレベル2を超えた臥位能力レベルに到達していない子どもや，良好な機能を有しているにもかかわらず対称性を獲得していない子どもは，変形を進行させる危険性が高い。

　股関節脱臼と脊柱側弯は，脳性まひをもつ子どもにみられる最も一般的な2つの変形である。両まひをもつ子どもの35～40％に股関節脱臼が認められ，痙直型四肢まひをもつ子どもの約65％に側弯が認められる。このことは現実問題として，英国においては毎年，約10人中4人の脳性まひをもつ子どもに股関節脱臼が発症し，約10人中6人の痙直型四肢まひをもつ子どもに脊柱側弯の進行が認められることになる（Lonstein, 1995；Bernsteinら，1990；Scruttonら，1997）。股関節脱臼と脊柱側弯は痛みを引き起こし，外科的介入の必要性を高めるため，われわれはこの2つの変形の進行を予防するために挑戦しなければならない。この節の最初の部分では，早期介入による変形の予防法を考えていく。そして次に，すでに存在している変形を改善していく対策を考えていく。

早期介入による変形の予防

　中枢神経系に障害をもたない子どもは，次のようなことを経験していく。
- 3～4カ月になると対称的な臥位姿勢をとる（臥位能力発達レベル3）
- 7～8カ月になると一人で座位姿勢を保持する（座位能力発達レベル4）
- 10～12カ月になると立位や伝い歩きが可能になる（立位能力発達レベル5）

　このことから，中枢神経系に障害をもつ子どもたちに対する姿勢ケアプログラムは，できるだけ早期から開始する必要性があることが強調される。

> **キーポイント**
> 子どもにさまざまな姿勢を経験させなければならない時期を決定する際には，発達年齢でなく暦年齢を指標として用いるべきである。

　生後3カ月を過ぎてもレベル3の臥位能力に到達していない子どもたちは，すでに重篤な非対称性運動パターンを経験している。筋と骨の適応性について述べた本章の「第7節　筋の適応性」「第8節　骨の適応性」を思い出して欲しい。軽度の非対称性をもつ子どもでさえ，股関節や骨盤，脊柱に変化が生じている可能性がある。筋と骨の変化は，関節可動域の制限が明らかになるまでの，あらゆる臨床的な根拠が明白になる以前から気づかれずに進行している。

　変形の過程は早期から始まる。仮に股関節の形成不全があれば，生後30カ月を迎えた子どものX線写真から明らかに判断でき，将来的な股関節の問題に取り組むうえでの指標として用いることができる（ScruttonとBaird, 1997）。このことは，変形の過程が早期から始まることを示している。それゆえ，子どもの変形の進行を予防していくためには，臨床的な徴候が明らかになる以前から変形の過程

> **質問**
> 1. 臥位・座位・立位に用いる姿勢保持装置を導入する際の指標には，何を用いるべきか？
> 2. X線撮影の処方は，何歳が適切か？

を阻止していかなければならない。

　脳性まひをもつ子どもの骨盤・股関節・脊柱に認められる典型的な変化には，以下のようなものがある。

- 股関節の内転筋群，内旋筋群，屈筋群の短縮
- 股関節外転筋群の延長，それに伴う実質上の筋力低下
- 大転子に対する股関節外転筋群の張力の減少と大腿骨頚部の発達阻害
- 成長板に加わる非対称的な力による骨の成長方向の異常性
- 骨頭に徐々に生じる臼蓋からの側方偏移
- 生体力学的な力が臼蓋に加えられないために生じる，臼蓋の発達阻害
- 骨盤の挙上や回旋，その結果，生じる代償的な側弯の進行

　以下のX線写真は，股関節亜脱臼と脱臼の過程を示したものである。

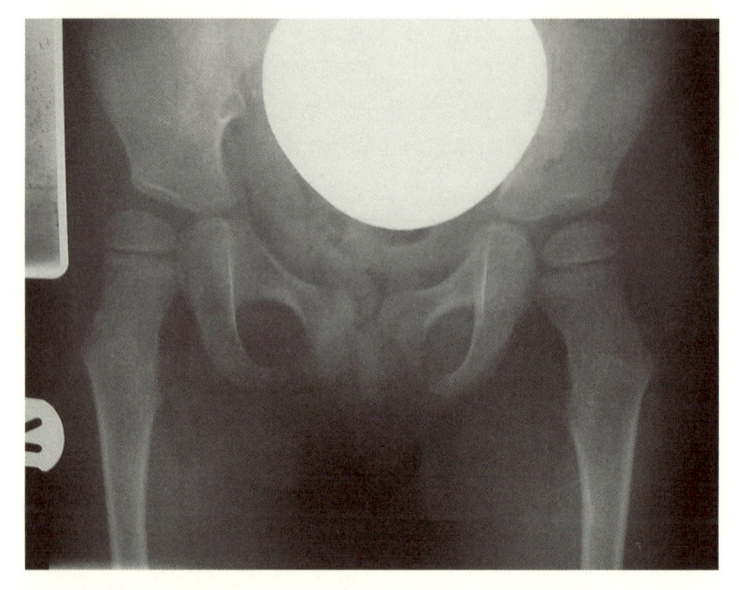

図107　股関節側方偏移の初期段階

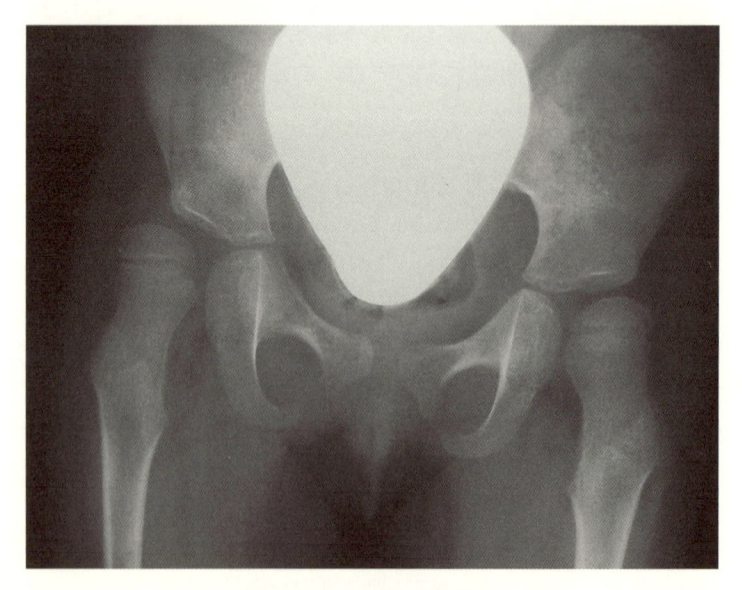

図108　股関節亜脱臼

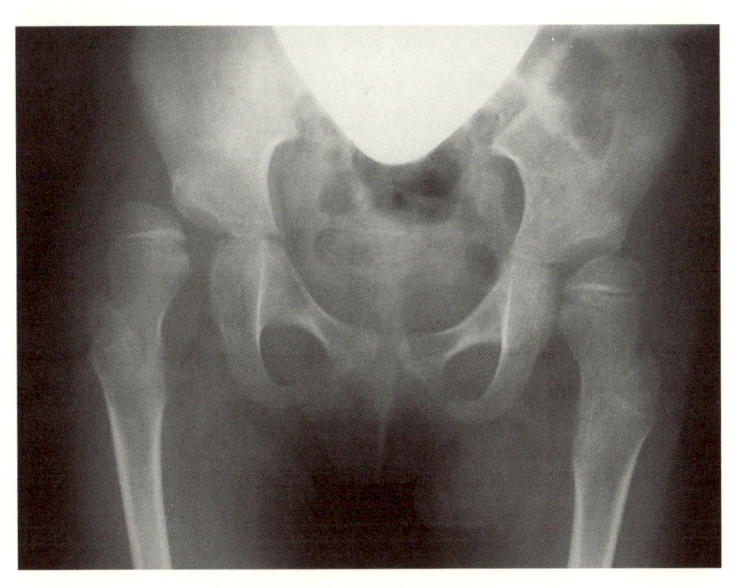

図109　股関節脱臼

　ScruttonとBaird（1997）は，脳性まひをもつ子どもたちの股関節脱臼の危険性を明らかにするため，X線写真を用いた調査結果を示してきた。われわれはこの調査結果に対して，姿勢ケアプログラムをいつ開始する必要性があるかという知見を加えて修正した。このことについては，この節の最後で明らかにしていく。

　後方視的研究から得られた根拠として，特に股関節亜脱臼に対してChailey姿勢ケアアプローチを行った場合，股関節脱臼へと進行していく危険性が有意に減少したことが示されている（Pountneyら，2002）。

　もし，われわれが変形の進行を許すならば，子ども自身の運動技能を発達させていく能力を阻害することになるだろう。

症例検討

　Anna（9歳，背臥位姿勢能力発達レベル2）は18カ月前，軟部組織に対する手術の待機者リストにのった。この時点で彼女にはChailey臥位姿勢保持装置が適用され，毎晩約9時間，この器具を使用しながら眠った。彼女の両親は手術を避けるために，できる限りのことを行っていこうと決心した。6カ月後のX線写真では，彼女の左股関節骨頭の側方偏移率は6カ月前と同様で増悪していなかった。さらに1年後のフォローアップでの偏移率では15％の改善を示し，外科医はAnnaを手術の待機者リストから外すことができた。

既存の変形に対する改善

　すでに生じている変形の場合，それをごく短期間で直していく方法はない。ひとたび変形が生じたならば，それに対する治療・療育を成功させることが最重要課題となる。そして，そのためには注意深く治療・療育の計画を立案していくことが必要となる。また，変形は成長の加速期（急騰期）に急速に現れるので，この時期の子どもたちには非常に注意深い評価が必要となる。

　手術は，選択肢の一つとして容易に考えられることもあるが，仮に手術が行われた場合に姿勢ケアという介入手段が中断されるのであれば，しばしば再手術の必要性が生じてくる。

　拘縮の予防と筋の長さを維持する効果を上げていくためには，1日に5〜7時間

の間，緩やかに筋が伸張されている状態を保つことが必要とされている（Pountneyら，2002；Lespargotら，1994；Tardieuら，1988）。

　成長にとって必要な過程のほとんどは，夜間睡眠時のリラックスした状態の時に起こる。そしてリラックスした状態の筋群では伸張がより容易になる。

　さらに，変形は長い年月をかけて進行してくるので，それを矯正するためには数カ月を要することになるであろう。

　体幹を直立位にした姿勢のポジショニングを考える時，可能な限りの良肢位や快適性，徐圧などを実現しようとする立場と，現在有している機能をより効果的に引き出していくようにする立場との間で，しばしば妥協点を探す必要性が生じてくる。日中や夜間のどちらであっても，たいていの場合，臥位のポジショニングから変形の矯正を始めるのが最も容易である。

　このように，われわれがもつ筋や骨の適応性の知識を用いることで，子どもやその家族のためのケア計画立案に工夫を凝らすことが可能になる。

症例検討

　Robertは，背臥位姿勢能力発達レベル2の痙直型四肢まひをもつ13歳の少年である。彼は，ハムストリングスの短縮による固定的な骨盤の後傾のために，右膝の屈曲拘縮が進行していた。彼は，また座位においても脊柱の後弯が進行し，CAPSⅡ座位システムと立位姿勢保持具を使用していた。睡眠時の姿勢は，両股関節と膝関節を身体の中心に引き寄せるように屈曲させ，脊柱も円背を示した姿勢であった。立位姿勢保持具を使用している時，彼の両膝は屈曲位の状態であったため，かなりの圧力を受けざるを得なかった。そのことが，背臥位で右膝を挙上させて支持する部品を取り付けたChailey臥位姿勢保持装置を彼に適用する決め手となった。彼は器具を使用し始めて慣れた後は，非常によく器具を受け入れた。膝を支持している部品の高さは徐々に低くすることができ，3カ月後には膝関節の完全伸展が得られ，有意に膝関節の拘縮が改善した。

筋骨格系の変化の計測

　治療・療育が変形の改善に効果を上げているかどうかを評価する前に，変形の基準値(baseline)を計測する必要性がある。これらの計測は，繰り返し計測することで有効となる。すなわち，定期的に繰り返し計測した時の数値の変化こそが，有意な変化であるといえる。以下にいくつかの計測方法を示す。

質問

1. 最も簡単に変形を改善させ得る姿勢はどのような姿勢か？

股関節 X 線

正しく，そして一貫性のある撮影肢位を子どもにとらせた場合，変形の進行に関する最も信頼性のあるデータを得ることができる（Pountneyら，2003；Parrottら，2002）。計測が妥当性をもつためには，図110，111のように骨盤と股関節が中間位の肢位であることが重要となる。正確に撮影されているかは，X線上で股関節の内外転の角度と骨盤の回旋角度を実測することで確認できる。

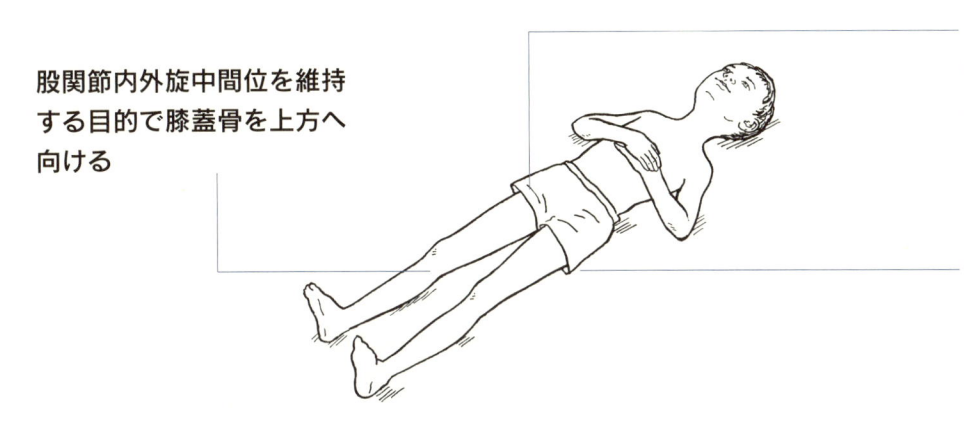

股関節内外旋中間位を維持する目的で膝蓋骨を上方へ向ける

骨盤を可能な限り前後傾・回旋・挙上のそれぞれを中間位に近づけた肢位をとらせる

股関節は内外転中間位に位置させる

図110　X線線撮影肢位

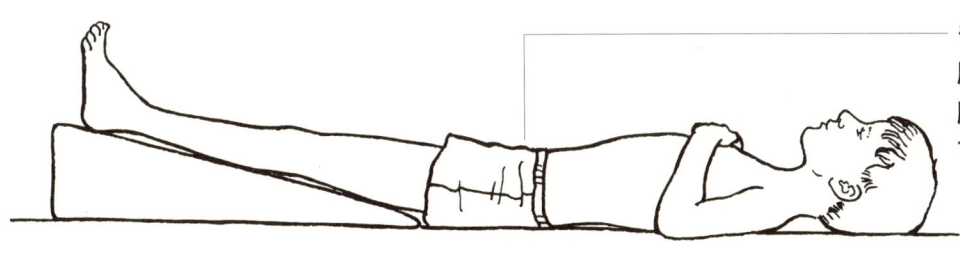

もし必要であれば，股関節屈筋群の短縮による過度な腰椎の前弯を除去するため下肢を挙上させる

図111　X線撮影肢位

骨頭の側方偏移率（migration percentage）は，最も一般的に用いられる計測方法であり，臼蓋外側縁直下までに占める骨頭の被覆量を記録するものである（Reimers, 1980）。臼蓋インデックス（acetabular index）も同様に広く用いられているもので，臼蓋から骨頭までの距離を指標とする（Tonnis, 1976）。この計測法が示す正常範囲は有効であり，30カ月になった子どもの計測結果から，将来的な股関節脱臼の危険性を決定しうるものである。

図112は骨盤のX線写真を示し，骨頭の側方偏移率と臼蓋インデックスの計測方法を示している。この計測方法を用いることにより，計測の精度は検査者間および検査者内誤差が3〜8％の範囲内にとどまる。

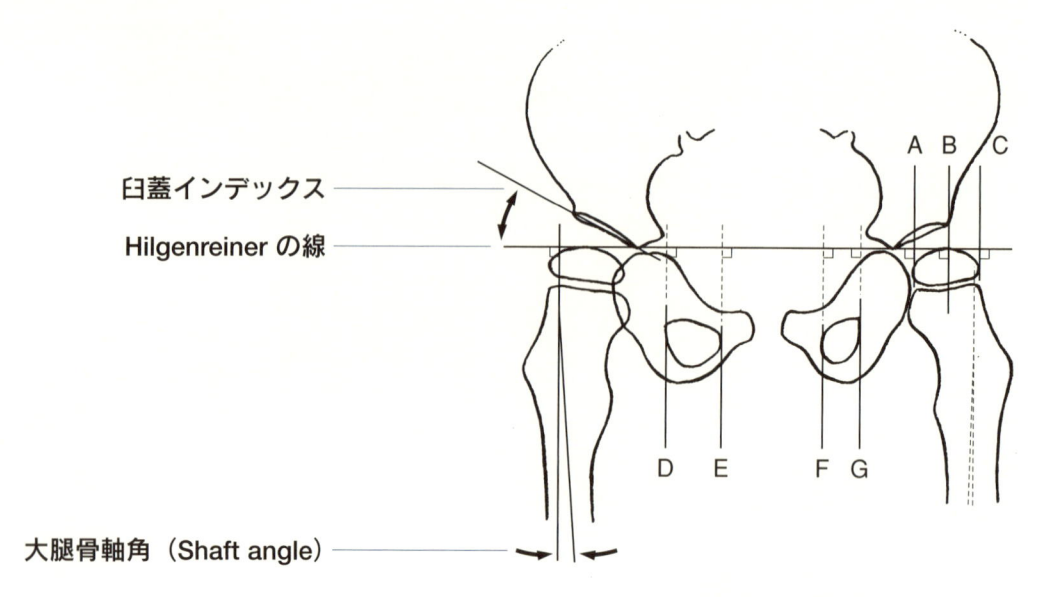

図112　股関節骨頭の側方偏移率と臼蓋インデックス

骨頭の側方偏移率＝BC÷AC×100
閉鎖孔比率（Interforamina ratio）＝DE÷FG

骨頭の側方偏移率の計測は，以下の時に限り妥当性を有する。
- 股関節が中間位であること
- 大腿骨軸角（Shaft angle）を用いて計測した場合，大腿の内転角が15°以下で外転角が10°以下の時
- 骨盤の回旋が最小である時：閉鎖孔比率が2〜0.5の間の時

キーポイント

これらの計測法の重要性は何か？
股関節は，以下のように考えられる。
　骨頭の側方偏移率が33％以上の時，股関節亜脱臼とする。
　骨頭の側方偏移率が75〜100％の時，股関節脱臼とする。
　偏移率が年間で7％以上増加した時，股関節が危険な状態にある。
　子どもが生後30カ月を迎えた時，骨頭の側方偏移率が以下の数字以上であれば，次のように考える。
　　15％以上：5歳の時点で25〜54％の確率で股関節に問題を生じる危険性がある。
　　33％以上：5歳の時点で100％の確率で股関節に問題を生じる危険性がある
　　　（ScruttonとBaird，1997）。

関節可動域の計測

　この計測方法はすべての療法士にとって有効な選択肢であり，関節可動域の計測は筋骨格系の変化に関する有効な情報を提供してくれる。また計測の手順は，その信頼性を高めるために，明確な記述がされていなければならない。
　股関節の外転可動域は，股関節骨頭偏移率を正確に反映しているとは限らず，偏移率が60％を超えるまでは，股関節の外転可動域は影響を受けないという研究がいくつか示されている（Reimers，1980）。それゆえに，可動域の計測はX線を用いた種々の計測の代用とはなり得ない。

脊柱のX線

脳性まひをもつ子どもたちの脊柱弯曲に関して，定義づけられた調査手順は示されていない。そこで，X線撮影肢位には一貫性がなければならない。Chailey Heritage Clinical Services ではたいていの場合，脊柱ジャケットを着用してシーティングシステムに座っているといったような子どもが，通常とっている座位姿勢でX線撮影を行っている。

以下に示すような座位姿勢のX線撮影が通常実施されている。
- 介助や器具を用いない自然な状態での座位姿勢
- 座位姿勢保持装置での座位姿勢
- 脊柱ジャケット着用時の座位姿勢
- 介助されて脊柱を伸展させた状態での座位姿勢

X線撮影は同じ状況で，繰り返し記録されることが重要となる。子どもが日常とっている座位姿勢の撮影は，日々の姿勢の指標となるので，通常は最良のものとなる。

Cobb角

脊柱弯曲の程度を決定する時，Cobb角は最も一般的に用いられる測定方法である。Cobb角は，弯曲の上端に位置する上位終椎の上縁と，弯曲の下端に位置する下位終椎の下縁とのなす角度を測定し，その程度を決定する。この測定を最もよく達成してくれるのが，Oxford Orthopaedic Engineering Centre が開発したCobb角測定器であり，イギリスのOxfordにあるNuffield Orthopaedic CentreのOxford Orthopaedic Engineering Centreに問い合わせれば手に入れることができる。

図113は，測定手順を示している。Cobb角測定器がない場合は，弯曲の上端と下端，それぞれの終椎から延長線を引き，2つの延長線のなす角度を測定することでCobb角が得られる。

> **質 問**
>
> 1. 生後30カ月の時点で骨頭の側方偏移率がどの程度の水準であれば，治療・療育介入の適応となるか？
> 2. 股関節のX線撮影肢位はどのようにすべきか，またその理由について述べて下さい
> 3. 股関節亜脱臼とされるのはどのような時か？

> **質 問**
>
> 1. 脊柱の弯曲が何度に達すると装具が推奨されるか？

弯曲上端の椎体上縁の傾きに測定器を一致させる

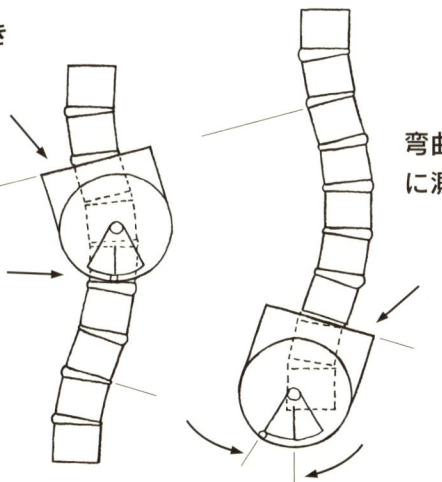

角度を0に合わせる

弯曲下端の椎体下縁の傾きに測定器を一致させる

Cobb角

図113　脊柱弯曲度測定

キーポイント

> これらの計測法の重要性は何か。Cobb角は治療方針を決定する際の指標となる。その指標を以下に示す。
> 　15°以上で経過観察の必要性がある。
> 　20°以上で装具が推奨される。
> 　35°～40°以上では観血的整復の適応となる（Staheli, 1992）。

> **脳損傷児の股関節形成不全に対するケア調査手順**
> 　紹介を受けた時は，運動機能を評価する。対称的な臥位姿勢（臥位姿勢能力発達レベル3），あるいは座位の自立（座位姿勢能力発達レベル4）が達成されていない子どもには，以下のような手順が適用される。
> - 臥位・座位・立位のポジショニングを用いて，暦年齢に応じて経験するべき適切な姿勢ケアプログラムの評価と処方を行う
> - 臨床的に股関節の問題の根拠が示された場合，X線による計測を行う
> - 両親と介護士に対しては，治療的介入の意味について明確な説明を行う
>
> 　X線検査を実施するうえでは，股関節中間位・膝蓋骨垂直位・骨盤傾斜中間位の肢位で，前後方向から撮影された骨盤のX線写真が必要となる。
> 　両麻痺をもつすべての子どもたちは，生後30カ月を迎えた時点で股関節の状態の基準値を設定するため，X線での評価を行うことが推奨される。
> 　股関節骨頭の側方偏移率が15%以上のあらゆる子どもたちには，姿勢ケアのための姿勢保持装置を処方することと，整形外科的な意見を得るために専門医に紹介することが必要となる。
> 　年1回の定期的なX線撮影で，股関節骨頭の側方偏移率が年間で7%以上進行していることが確認された生後30カ月の子どもでは，股関節脱臼の危険性があり，年1回の定期的なX線撮影が継続されなければならない。

4.10 接触支持面の影響

　接触支持面は，子どもの姿勢能力に重大な影響を及ぼす環境要因の一つである。この節では，接触支持面の種類の違いが子どもの姿勢能力に及ぼす影響について説明する。

　あなたが夏に海辺にいるとする。靴を脱ぎ浜辺を歩く。あなたは歩くのにどこを選ぶだろうか。砂の上だろうか，それとも小石の上か，どちらの接触支持面があなたの足に局所的な圧を与えるだろうか。今度は，あなたが日光浴をするとする。あなたは横たわるのに固まった砂の上を好むだろうか，柔らかい砂の上か，それとも木製のサンデッキの上だろうか，タオルを敷いて横たわるだろうか，マットあるいはエアマットを敷くだろうか。

　以上の中で，あなたの決断に影響する因子を考えてみて下さい。

キーポイント

> 子どもが床におかれている場合，接触支持面の種類は体重負荷の分布に影響を及ぼす。

　身体に適合する低反発の接触支持面は，体重負荷の分布を最大にする。硬く身体に適合しない支持面では，身体に接触する部分はより小さくなる。適度な固さのあるしっかりとした支持面は，臥位姿勢能力レベル3の子どもにとって助けとなる。治療時間に活動的なことをする場合には，しっかりとした接触支持面を用いることで，子どもの分離的な体重支持を可能にする。これに対し，臥位姿勢能力がレベル3に満たない子どもでは，しっかりとした接触支持面が不利な影響を及ぼす（Greenら，1995）。臥位姿勢能力がレベル3に満たない子どもは，体重支持能力が乏しく，接触部分が少ないと安定性が欠如するため，結果的には行動することへの自信や動機を失ってしまうこともある。座位では，クッションのカバーや裏地（中身の素材），スポンジの材質は微妙なところではあるが，すべてが子どもの体重支持能力にとって重大な影響を及ぼす。

　温度や表面の材質（温かいか，冷たいか，滑りやすいか，滑りにくいか，ざらざらしていて荒いものか，すべすべして滑らかなものか，連続的なものか，断片的なものか）などの環境要件も子どもの行動に影響を及ぼす。

質問

1. 柔らかい接触支持面と硬い接触支持面は，体重負荷の分布にどのように影響するだろうか？

演習課題

> 次の3枚の写真をみて，「第2章第3節 Chailey 姿勢能力発達レベル：腹臥位」の項を参考にしながら，どの構成要素が変化すれば姿勢能力を改善することができるのかを検討してみて下さい。

症例検討

子どもは臥位を好む。腹臥位の姿勢能力レベルは2である。グループで運動する時には，すのこ状のテーブルにおかれる。子どもは臥位におけるグループ活動で課題を遂行している間，楽しそうではなく，非対称で頭部が重そうな姿勢をとっていた。硬く連続性のない支持面によって引き起こされる不安定性は子どもの能力をレベル1にしてしまう。

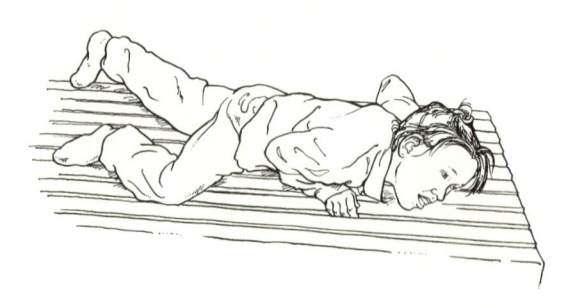

図114 支持面が硬く，すのこ状になっている

テーブルの上にEvazote™のシートを敷いて，その上に子どもを腹臥位にさせると，子どもはすぐに最善の能力であるレベル2の姿勢能力を発揮することができる。

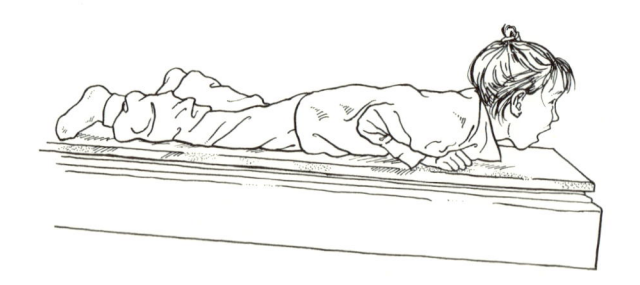

図115 低反発性のマット

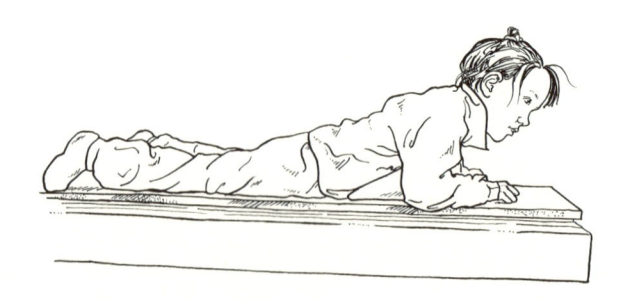

図116 低反発性のマットと三角枕

次にマット上に治療用の三角枕を準備し，子どもの胸部の下に入れ，子どもが上部体幹と同じ高さまで頭部挙上し，前腕で体重支持できるようにする。重力の影響で，子どもは骨盤をマットの支持面に安定させることができ，臥位のレベル4の姿勢能力を経験した後，仲間とのグループ活動に参加することができた。

4.11 褥瘡（組織損傷）の予防

　身体の脆弱な部位の褥瘡予防と除圧は，自力で動くことができず20分以上同じ肢位のままになってしまう人たちにとって絶対に考慮されなければならない課題である。子どもの場合は，適切な体重負荷の分布を最大限に実現するために接触支持面の特性に目を向ける必要がある。褥瘡の可能性を軽減する最も重要な因子は，身体の適切な部位全般にわたって均等に体重負荷することである。子どもが座っている場合，自分の支持基底面よりも前方に体幹を傾ける能力があれば損傷しやすい部位への体重負荷を軽減することができる。

　例えば，長時間の圧迫の後，あなたの肌がどのように赤くなっていくか想像してみてほしい。肌が危険な状態になると，感覚器官が痛みを感知し，圧を除去するようにする。神経学的な障害をもった子どもは，このようなことができないことがある。潜在的な褥瘡の可能性に留意し，痛みがないかどうか経過観察する必要がある。

褥瘡の危険を増加させる因子
　褥瘡の危険を強める因子は次のようなことである。
- 組織変形によって引き起こされた極度の圧迫および血流の低下，同一姿勢あるいは姿勢変換時に生じる剪断（ずれ）と摩擦の力
- 温度：温まっている組織は血流が良好となり，圧迫による痛みの危険がほとんどなくなる
- 湿度：濡れた皮膚は損傷されやすい
- 感覚が麻痺している身体部位がある場合，子どもが上記のような因子に気づかないので危険である
- 健康状態の悪さと栄養不足は，皮膚の状態に悪影響を及ぼす

演習課題
あなたが知っている子どもの中で褥瘡の危険性が高い子どもたちについて考え，なぜ褥瘡の危険性が高いのかを書き出してみて下さい。

姿勢保持装置を用いて褥瘡の危険性を軽減する
　褥瘡の危険性は，次のような方法で軽減することができる。
- 座位であれば臀部・大腿部・足部，さらに可能ならば上肢を含めて接触支持面上で体重負荷分布が均等で良好な姿勢をとること
- 剪断力（ずれ）が生じるのを防ぐこと。例えば，子どもの臀部が座面の前方に滑り落ちてこないようにしっかり座らせる
- 姿勢保持装置に通気性のよい素材を用いることで体温と湿度を制御する
- 接触支持面は硬すぎず滑りにくい素材とし，表面を覆う布地は二方向伸縮性素材にすることで体重負荷の分布を良好にすることが可能である
- 失禁用パッドの使用を控える
- 昇降機（リフト）を使用した後，子どもをスリングシートの上に座らせたまま放置しない
- 姿勢保持装置を使用している時，子どもが能動的に運動するよう促す

- 子どもが身につける器具の状況を定期的に検査する
- 子どもの成長に伴う変化や肢位の部分的な変化に留意する

> **質問**
>
> 1. あなたは接触支持面が褥瘡の危険性を軽減する可能性について，どのように考えるか？

4.12 空間における身体位置の影響

まずいくつかの定義から始めてみよう。

オリエンテーション（orientation）とは，身体と空間の方向との関係のことであり，空間における身体位置のことである。

リクライニング（reclined）座位姿勢とは，股関節の角度が90°以上で体幹は後方（背もたれ）によりかかっている姿勢である。

ティルト（tilted）座位姿勢とは，股関節の角度が90°で保持されたままだが，身体全体が後方に傾いている姿勢である。

　座面はリクライニングできるし，ティルトもできる。
　姿勢能力発達レベルについて述べた「第2章 Chailey 姿勢能力発達レベル」を参照すると，乳児の座位と立位の能力の発達では，はじめに前方で支持し，後に垂直位に戻ってくることを学習していくことに気づくだろう。いったんこれを獲得すると乳児は自分の体重の側方移動を制御し始める。乳児は一側から反対側へ体重を移動し，後方に手を伸ばすために回旋する。それから支持基底面よりも後方に体幹を傾けることができ，前方に戻ることで座位のバランスを回復させることができるようになる。
　リクライニングした肢位からバランスをとって戻ることは，高いレベルの技能である。このような技能が発達する前に，リクライニングした肢位にされた子どもは不利な姿勢におかれている。ハンモックやバケット型の座面にリクライニングの肢位でおかれた乳児は，背もたれから背中を離し起き上がって座ろうとしてもがく。

演習課題

> あなたが椅子に座っている時に，だれかが現れてあなたの椅子を後方に傾けることを想像してみてほしい。あなたがそれに応じてとる姿勢を考えてみる。おそらく，あなたは体重を前方に移しバランスを保持しようとするだろう。

　神経学的な障害をもった子どもたちは，リクライニングした座位姿勢やティルトした座位姿勢をとっていると落下したように感じ，何度もこれに逆らって頭部や体幹を前方にもってこようとするだろう。このことは前方に崩れ落ちてきたのだと解釈されることが多く，それを止めさせるために，子どもはより強固に抑えられるか，よりいっそう後方傾斜または垂直位傾斜される。これに対してより良好な結果を得るためには座面を水平にし，背もたれを垂直位にするのがよい。
　座位姿勢をとっている脳性まひ児をリクライニングあるいはティルトさせると伸筋突張を強めてしまうということが示唆されている（Nwaobi ら，1983；Nwaobi ら，1986）。筋活動に関する研究では，ティルトした姿勢では背筋群と股関節内転筋群の両方で筋緊張が有意に増加するということがわかった。

ティルトした座位姿勢では，腕や手を効果的に使うことができない（Nwaobi, 1987）。なぜなら，肩甲帯が後退し，手は挙上していることが多いからである。肩甲帯が後退していると手を正中線上で用いることが難しく，この姿勢は機能的な姿勢とはいえない。このことは電動車いす操作の獲得やコミュニケーション補助具（コミュニケーションエイド）の使用能力に影響を及ぼすだろう。Jackが車いすでまっすぐに起きている図とティルトした座位姿勢をとっている図を思い出してほしい（第3章第4節 Chailey姿勢能力発育レベルと認知能力の関連性）。

演習課題

> ビスケットか，何かのお菓子をいくつか用意する。椅子に座り，体幹が後傾するように椅子をわずかに後方に傾ける。ビスケットを食べて飲み込んでみよう。今度はまっすぐに起きて座るか椅子を少し前傾させて座る。もう一口ビスケットを食べてみよう。より飲み込みやすいのはリクライニングした姿勢だろうか，それともまっすぐに起きた姿勢だろうか。

　ほとんどの人がリクライニングした姿勢で食べ物を嚥下することはかなり難しいことだと気づく。嚥下は神経学的には屈曲の活動であり（Guymer, 1986），リクライニングした姿勢やティルトした姿勢では，空間における身体の位置が変化するために下顎が前に突き出され，誤嚥する危険が大きくなる。
　リクライニングした姿勢やティルトした姿勢によって困難となるもう一つの活動は，前方をまっすぐにみることである。リクライニングした姿勢をとっている人たちには天井や空はよくみえるだろう。しかし，彼らがみたいと思っているのは，むしろ自分の周りで起こっていることではないだろうか。車の運転やコンピューターの使用などのような活動も損なわれてしまうだろう。
　神経学的な障害をもつ子どもが，リクライニングした姿勢やティルトした姿勢をとった場合，支えをより必要とする。このような姿勢は，本来十分な姿勢能力を備えている人たちにとっても不安定な姿勢なのである。脳性まひ児は，リクライニングした姿勢やティルトした姿勢を快適な姿勢だとは感じていないだろう。
　子どもをリクライニングした姿勢，あるいはティルトした姿勢にしてはいけない理由は7つある。
- 発達学的に適していない
- 過度の伸展や屈曲の傾向を強める
- 肩甲帯が後退し，手が挙上してしまう
- 子どもが不安定だと感じてしまうと，傾斜に逆らって前方に起きようともがく
- 視覚的な（水平）線の認識を誤ったものにしてしまう
- 嚥下が困難となり，誤嚥の危険が増大する
- 複雑な知的認知課題の遂行に悪影響を及ぼす（第3章第4節 Chailey姿勢能力発達レベルと認知能力の関連性）

直立座位姿勢

　直立座位姿勢，すなわち垂直な背もたれで水平な座面では，多くの利点が得られる。それには次のことが含まれる。
- 座位の能力が発達する機会
- 過度の屈曲・伸展傾向を減少させる
- 肩甲帯，上肢の肢位を改善し，上肢を実用的に使用する能力を改善することができる

- 姿勢の安定性
- 視覚が水平線上にあることで目を合わせる能力が改善し，自分を取り囲む世界との関わりを可能にする
- 正常な嚥下を可能にする
- 学校での活動を含めて，複雑な知的認知課題を遂行する能力を向上させる

ティルト座位姿勢

　椅子の傾斜を容易にするためには車軸間の距離が必要で，ときには座面の位置を傾ける必要がある。それぞれの子どもにおいては，一人ひとり明確な理由で座面の傾斜の必要性を評価すべきである。例えば，重度なてんかん発作をもち，発作のコントロールができていない子どもの場合は，発作の最中あるいは発作の後，子どもが回復するまで傾斜させておく必要がある。例えば，気候がとても暑く，身体が非常に低緊張な子どもの場合にも容易に傾斜できることが必要となるだろう。

　上記に列挙した情報を考慮することで，どのような時にもたれさせ，どのような時に座面をまっすぐにするかという計画を適切に立案することが容易になる。食べる時や飲む時，学校での活動やスイッチを操作する時，あるいはその他の日常生活活動をする時でも，できる限りまっすぐな姿勢にするべきなのである。

　このように，傾斜可能な支持面を用いることで，休息やくつろぎのための姿勢は変化に富んだものとなる。ここで，椅子から降ろす移乗を容易にするために傾斜可能な支持面を用いることは，数多くの事情の中で妥当な理由とはいえない。子どもたちには日中の間，多様な姿勢を提供することが必要であり，長い期間一つの姿勢保持装置で同じ姿勢にしておくべきではない。

質問

1. 前方に倒れる子どもにとってリクライニングした姿勢は有効な解決策になるだろうか？
2. 嚥下は屈筋の活動か，あるいは伸筋の活動か？

5

評 価

5.1 序　論

5.2 姿勢能力の評価

5.3 姿勢ケア実施のための評価

5.4 姿勢ケアにおける臨床意思決定

5.5 評価表の使用方法

5.1 序　論

　信頼性と妥当性のある評価手段の重要性が，近年ますます認められるようになり，現在では数多くの標準化検査が容易に使用できるようになった。このような検査には，障害の有無を診断したり，障害程度（重症度）を判別するもの，治療計画を立案するためのもの，経時的な変化を評価するもの，そして予後を予測するものがある。Chailey 姿勢能力発達レベルは，これらのすべてを包含している。

　標準化された検査は客観的な視点を提供し，治療計画の立案や目標設定の助けとなり，この検査から療法士をはじめとする療育関係者，両親，そして子どもたちは有用な情報を得る。検査は研究目的にも使用され，異なった治療介入の効果判定をする。測定や検査は有意な変化を正確に検出することができ，子どもの身体能力や認知能力に適したものでなければならない（Ketelaar ら，1998；Stratford ら，1996）。

　Chailey 姿勢能力発達レベルは標準化されたものであり，妥当性・信頼性のある評価である。この評価は，誕生から歩行を獲得するまで，どのように姿勢能力が発達するかの詳細についての枠組みを提示している。さらに，これは反応性の高い尺度で，あらゆる年齢の子どもに使用することができ，正確な治療を進めていくための補助となる。

　機能的な能力を評価するためには，別の評価手段が必要である。本書では，われわれが姿勢能力をどのように評価するかに焦点をあて，機能については姿勢能力に関連する範囲内で考慮した。

　Chailey 姿勢能力発達レベルとは別のものだが，一般的に用いられる評価手段を以下に付け加える。
- 粗大運動機能尺度（GMFM）（Russell ら，1989 および 2003）
- 粗大運動機能分類システム（GMFCS）（Palisano ら，1997）
- Movement ABC（Henderson ら，1992）
- Treatment Evaluation by Le Roux's Method（TELER）（Barnard ら，1999）
- Melbourne Assessment of Unilateral Upper Limb Function（Randall ら，1999）
- Quality of Upper Limb Extremity Skills Test（QUEST）（Randall ら，1999；De Matteo ら，1993）
- Pediatric Evaluation of Disability Inventory（PEDI）（Haley ら，1992）
- 乳幼児の運動評価（T. I. M. E.）（Miller ら，1994）
- 股関節骨頭の側方偏移の割合（Reimers，1980；Pountney ら，2003）と Cobb 角
- 痛みの尺度（Hunt ら，2003 および 2004；RCN 疼痛ガイドライン）

　われわれの介入が適切かどうかを明らかにするためには帰結評価が必要である。帰結評価は，ある時点（通常は治療前）からある時点（通常は治療後）までの変化を測定するものである。標準化された帰結評価を使用すると，われわれの介入が効果的だったかどうかを示し，将来の目標設定や治療計画の基盤となる客観的な情報を与えてくれる。

　帰結評価は包括的なものはなく，また全員に応用できるものはないので，一人ひとりの子どもで異なる測定基準，幅が用いられる可能性もある。われわれは帰結評価を経時的な変化を測定するために使用したり，あるいは治療後の変化を知

るために使用したり，ときには予後を予測するために使用することもある。前述の評価手段とは異なり，Chailey 姿勢能力発達レベルは，非常に早期の発達段階における子どもの姿勢と運動について詳細な情報に注目している。これは，Chailey 姿勢能力発達レベルが子どもにのみ使用できるという意味ではない。運動障害をもつ人ならば，だれにでも何歳の人にでも使用できるものである。

Chailey 姿勢能力発達レベルは，子どもが遊びの場面で動いている自然な環境下での様子を療法士が観察し評価することを目指しており，特殊な機器を用意しなくても実施できる。なお研究では，療法士のハンドリングを必要とする検査項目は，子どもが一人で遂行する検査項目よりも信頼性が低いということが示唆されている（Haley ら，1986；Miller ら，1994）。

姿勢能力は，介助器具を用いた場合と介助器具なしの両方で，次の項目に基づいて客観的に評価し，記録することが必要である。

- 粗大運動発達と巧緻運動発達に関する治療目標設定
- 姿勢ケアに必要な介助器具の処方
- 24 時間の姿勢ケアプログラムの提供
- 変化の測定
- 変形の危険性予測

子どもの反応は，日常場面と臨床場面では異なっており，あるいは1回ごとの治療時間の場面設定によっても異なるということに留意してほしい。下記はその理由のいくつかである。

- 傷つきやすく感じる時
- いろいろな人にハンドリングされるのを気にする時
- 時間や場面状況が困難である時
- 状況に対する理解力がある時
- どこか別の場所に行きたいという願望
- 課題に対するプレッシャー

このような理由から，評価には子どもの担当療法士，両親，そして主な介護者の全員が参加する必要がある。すべての療育関係者は，子どもの日常でどのようなことが起こっているかという重要な情報をもっている。それには，子どものコミュニケーション手段についても精通していて，今行われていることについて子どもに説明してあげることができ，評価している時に子どもが何をいおうとしているのかを説明することができることも含まれる。彼らは子どもの参加能力や応答能力を理解しており，必要に応じて子どもの姿勢を保持したり，調節させたりする。

写真は，即座に姿勢を記録できる主観的方法である。写真は変化の指標として信頼できないが，ある一定期間の姿勢能力の発達変化や姿勢ケアに用いる介助器具の変化を視覚的記録として有用である。さらに，写真は子どもの普段の環境を撮ることができるし，評価の過程では子どもが支持なしで，あるいは介助器具の一部を使用して獲得できる最良の肢位を正確に目にみえる形で記録することができる。

なお，ビデオ記録は評価時の質的な描写が得られるという特典が加わる。

質 問

1. 評価において子どもをよく知る人物が重要なのはなぜか？
2. 多くのハンドリングを必要としない評価の利点は何か？

5.2 姿勢能力の評価

　評価では姿勢分析を包括的に行うべきあり，測定と記録では姿勢能力発達レベルに加えて，次のような筋骨格系障害項目を含むべきである。
- 関節可動域（自動および他動）
- 股関節骨頭の側方偏移の割合（Reimer法）
- 側弯の程度（Cobb角）

　評価は実施場所を考慮し（例えば，家庭で行うのか，学校で行うのかなど），療育関係者が子どもに関わるのに適した十分なスペースがあるかどうかにも配慮する。

　子どもが介助器具装着時，また装着外で，どの程度自由に動くことができるか十分なスペースを確保するようにし，同時に子どものプライバシーを守るようにすべきである。

　最初の評価の時は，子どもが何を望んでいるのか常に理解してあげられるようコミュニケーションをとることが重要である。

　子どものための評価であるということを忘れずに，以下に示す評価過程の初めから終わりまで子どもを参加させるようにする。
- 最終判断を下す前に評価者は，子どもの身体状態に関する十分な情報を把握できているか確認する
- 評価の導入は重要である。子どもの周囲を取り巻くすべての人たちが好意的かどうかを確かめる
- 評価の時間内にどのようなことが実施可能かを決定する

　評価には特別な設備器具は必要ないが，次のようなものが用いられる。
- 臥位になる時に快適な柔らかさのあるマット
- 座位能力の評価に用いる高さ調節式の台または椅子
- 子どもが立位で行う活動に適した高さの台

キーポイント

> 適切な姿勢ケアプログラムを確実に実施するためには，すべての肢位における子どもの能力を考慮する必要がある。どれか一つでも評価できない肢位があれば，それは評価者の意思決定に大きな影響を及ぼすことになる。

　評価表が本章の「第5節　評価表の使用法」にある。評価表は，標準化された形式で記録するのに有用である。

臥　位

　子どもをしっかりとしているが硬すぎない床面に背臥位と腹臥位，両方の姿勢をとらせ，介助なしで，できる限り最高の姿勢能力を発揮するよう子どもを励ます。

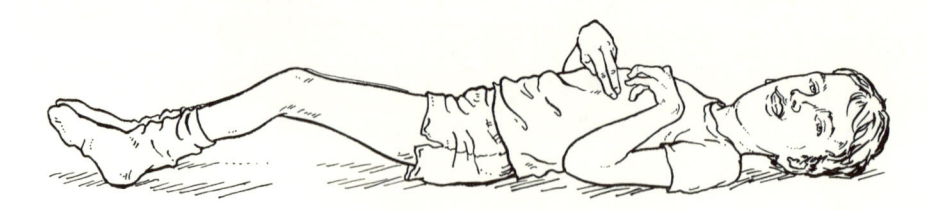

図117a　背臥位

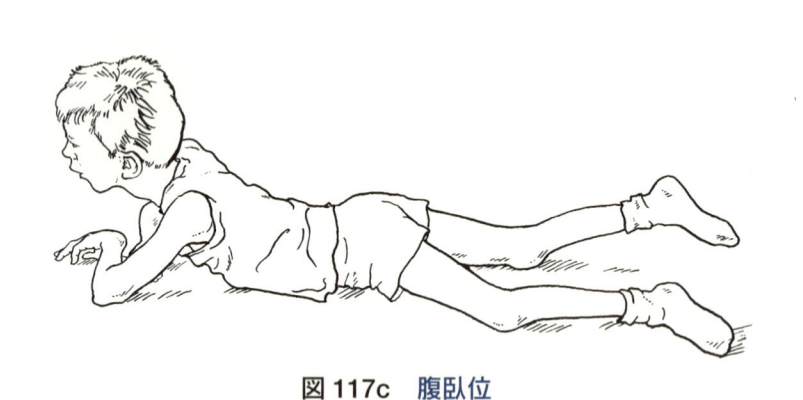

図117b　背臥位

図117c　腹臥位

キーポイント

子どもが自分の能力を発揮することができるように、時間に余裕をもたせる。最初に子どもが自分で姿勢をまっすぐに整え、安定させる能力を観察する。次に体重移動するのに必要な運動を試し、可能ならば肢位を少し変化させるよう励ます。ときには、玩具や光、音楽などを活用して適切に動いてくれるように子どもを励ます。

座　位

　床上における座位能力の発達レベルを評価するために、子どもをマット上に座らせる。床上での座位が難しく評価できない場合は、子どもを適切な高さの台または椅子に座らせて評価する。なお、子どもの大腿部は台の座面に接触し、しっかり支持された足底は両方とも床面に接地させる。

　子どもの背臥位と腹臥位の姿勢を評価して集めた情報は、座位でどのようなことが予測されるかという見通しを与えてくれる。例えば、臥位の評価においてレベル1または2の構成要素だけを獲得している子どもは、座位の評価では全面的な支えと姿勢制御を必要とするだろう。

図117d　床上座位

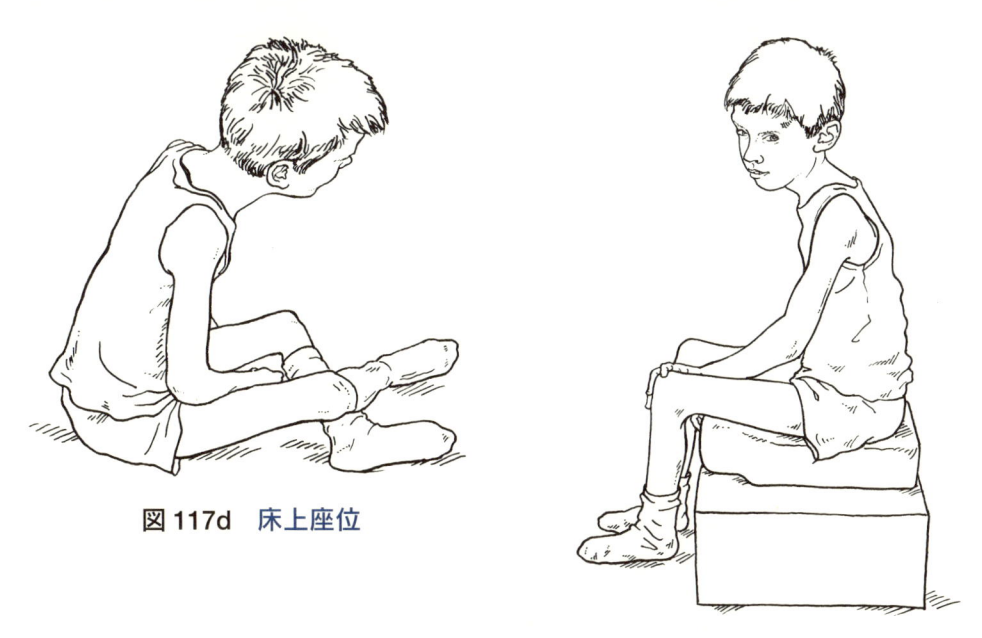

図117e　椅子座位

立　位

　子どもが一人で立位をとることができない場合には，子どもが自分で何かにつかまって支えるか，あるいは支えあげて立位をとらせる。子どもの肘の高さぐらいの支持面があれば，子どもは安心して立位をとることができる。

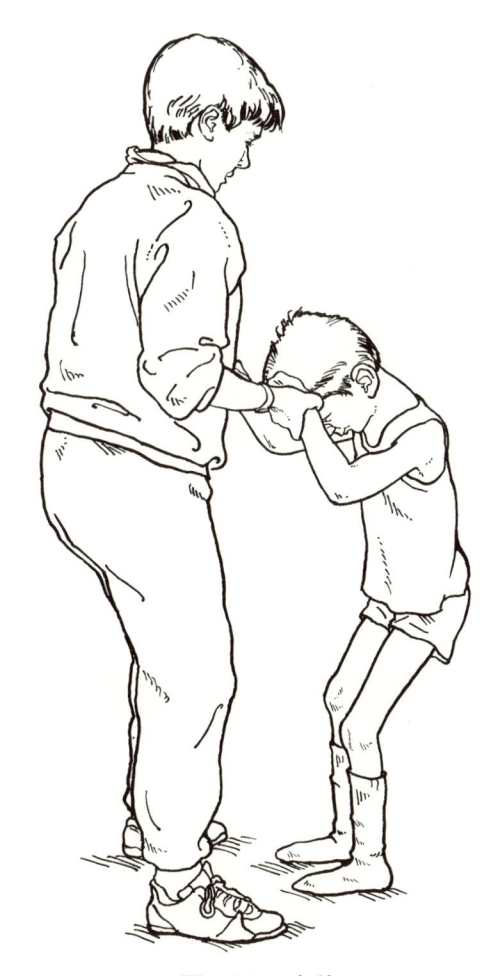

図117f　立位

評価表

評価表は，それぞれの姿勢発達レベルの構成要素を確認するために使用し，各肢位の観察と記録は，次の項目に沿って行う。

- 子どもが接触支持面（支持基底面）に適合する能力（その肢位を，どの程度容易にとることができるか）
- 子どもが一度とらされた肢位を保持する能力
- 子どもが対称的な肢位をとる能力
- 子どもの体重負荷パターン
- 子どもの常態的な骨盤と肩甲帯の肢位
- 子どもの頭部と四肢の肢位
- 上記の構成要素に与える運動の影響
- 子どもが肢位内で動く能力
- 子どもが肢位から移動したり，その肢位に戻れる能力
- なんらかの非対称性や関節可動域制限

現在使用している介助器具

評価の最初の段階が，子どもが介助器具を使用している場面を静かに観察する理想的な時間である。子どもが介助器具を使ってどのように動き，どのようなことができるのか，そしてどのようにコミュニケーションをとっているかは有用な情報である。介助器具がその目的を果たしているならば，子どもは介助器具を用いることで介助器具なしの時よりも多くのことができるはずである。

介助器具を用いている場合といない場合で，子どもの姿勢能力発達レベルを評価し，記録する時，現在使用している介助器具の調査を行うのは有益である。介助器具の装備が過度になっている部分は，子どもの習慣的な肢位や運動のパターンに関連する有用な情報となる。このような観察は，評価を通して確認したことと合わせる必要がある。

介助器具の処方

使用されている介助器具が子どもの能力に及ぼす影響を考慮し，介助器具の使用は姿勢ケアを補うものなのか，あるいは姿勢ケアの妨げとなるものなのかを判断する。介助器具は子どもが動く時に最良の開始肢位を提供し，正常な運動パターンを選択，経験する機会を子どもに与えるようにしなければならない。しかし，

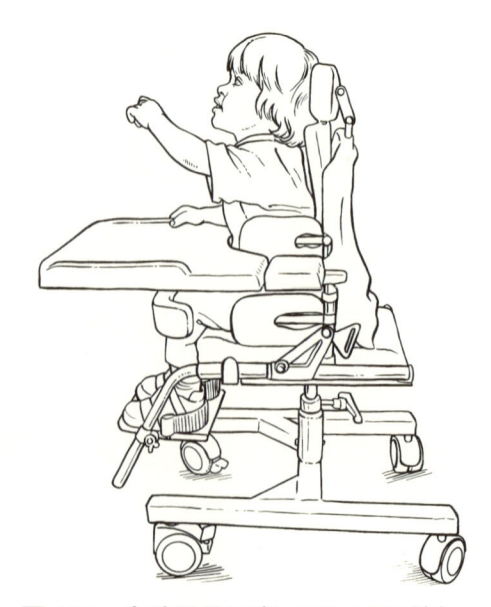

図118　介助器具に座っている子ども

構築的変形がある時にはポリプロピレンのジャケットなどを用いて，子どもが耐えられる範囲の修正を行い，最小の姿勢調整をしなければならない場合もある。

評価で得られた情報の活用

「第2章 Chailey 姿勢能力発達レベル」を参照してほしい。評価表を使用して，各発達レベルの構成要素にあてはめ，それからおのおのの肢位における全般的な能力発達レベルにあてはめる。

子どもの能力は子どもが最善を尽くしたか，あるいは通常の能力を発揮したのかによって異なる。評価者はこれら2つの違いを判別しなければならない。実際には，子どもは一つの発達レベルの構成要素を一貫して獲得していなければならない。

評価表は，子どもの姿勢能力の高い部分と低い部分を判別するのに役立つ。子どもにとって実行が難しい部分は，構成要素の低い得点をあてはめなければならない。この姿勢の構成要素の低得点領域は子どもの発達上，拘束因子になることがあるため介入が必要な部分である。

子どもが対称的な姿勢を保持できないか，あるいは対称的な姿勢で休んだり眠ったりできない場合，子どもの変形は進行する危険がある。これに対しては優先的に介入しなければならない。このほかには，X線写真の確認・測定・評価した内容の記録を行い，潜在的なリスクを明確に記載する。

質　問

1. 評価はどの姿勢で行われるか？
2. それぞれの肢位で観察すべき5つの点をあげて下さい
3. 評価には，だれが参加すべきか？
4. 変形の進行の指標として，どのような要因を認識しておくべきか？

キーポイント

ある発達レベルに到達するためには，そのレベルのすべての構成要素を満たさなければならない。構成要素群の中では，発達レベルの得点が異なるかもしれない。

5.3 姿勢ケア実施のための評価

　姿勢分析が終了したら，結果を検討し，子どもに関わるすべての人に対して姿勢ケアの目的と優先すべき事項についての説明を行う。さらに子どもの姿勢ケアがどのようなものかを，すべての人が十分に理解できるように疑問や質問がないかどうか尋ねる。

　次の項目に沿って評価者が行うべきことを再確認する。

- 評価結果を記録する
- 最善の解決策を見出せるよう評価結果について，子どもや両親，介護者と話し合う
- 姿勢ケアをどのように進めるか熟慮したうえで意思決定する（本章の「第4節 姿勢ケアにおける臨床意思決定」参照）
- 治療目標を設定する
- 姿勢ケアプログラムを計画する
- 姿勢ケアプログラムの詳細を述べる
- 姿勢ケアに用いる介助器具を注文し，そのための測定を行う
- 介助器具が配達され調整を行う日にちと，姿勢ケアプログラムを開始する日にちを決める
- 特に開始初期の段階で，姿勢ケアプログラムの実施状況をモニターする日程を設定する
- 姿勢ケアプログラムを一定の形式にのっとって再検討する日を決める

Chailey 姿勢能力発達レベルの機能的活動への適用

　「第6章 第7節 Chailey 姿勢能力発達レベルの使用」で，Chailey 姿勢能力発達レベルが一人ひとりの子どもの機能の現実的な予後を予測し，子どものさまざまな活動における援助レベルの決定，および子どもの能動的参加に必要な能力を改善させるためには，どのように活動を調節していくかという方法をみつけていく。

再検討とモニター

　子どもの成長や子どもの能力の変化に適応させるために，だれが介助器具やその適合性をモニターするのかを決めておく。新たな介助器具をはじめて使用する時には，その効果をよく検討し，それと同時に両親や介護者にその介助器具の使い方を理解してもらう機会をつくることが特に重要である。さらに，両親や介護者が，何か気になることが生じた場合，だれに連絡をとるのがよいかを知らせておく。なお，本章の「第1節 序論」でも述べたが，両親と介護者が子どもに効果的な肢位が，どのようなものだったかを確認するためには，写真は有用な参考資料である。

　その後，だれが治療の効果をモニターし，どのように測定するのかを決めておく。

　姿勢ケアプログラムには，変化を捉えるための定期的な再評価が必要である。子どもの周辺状況，あるいは日課になんらかの変化があった場合は，計画した姿勢ケアプログラムを再検討すべきである。子どもの能力に変化が生じるということは，介助器具が適していないことと，調整が必要であることを示唆しており，治療目的を見直す必要が生じる。

　定期的な再評価は，姿勢ケア開始初期から同じ評価尺度を用いて行うよう留意すべきであり，それにより姿勢ケアプログラムに効果があったかどうかという帰結を知ることができる。

成功へのヒント

- 姿勢ケアプログラムを計画する時には，短期目標と長期目標を明確にすること
- 意思決定過程に子どもと家族を参加させること
- 介助器具が効果を発揮するためには，介助器具が子どもの日常活動の一部になる必要があること
- 毎日の姿勢ケアプログラムの詳細は，子どものスケジュールと必要性に適合させること
- 姿勢ケアプログラムについて知りたいと思っている療育関係者全員にプログラムの説明を行い，情報を共有したことを確認すること

> **質 問**
>
> 1. 子どもがある姿勢能力レベルの得点を獲得するためには，どの構成要素が必要か？
> 2. 子どもが腹臥位のレベル3を獲得するためには，どのような能力が必要かあげて下さい。

5.4 姿勢ケアにおける臨床意思決定

　臨床意思決定は，われわれが療法士として臨床場面で，ある決断を下す時の基盤となっている認知過程である。AlsopとRyan（1996）は，この臨床意思決定を「治療実践の核心」と述べている。臨床意思決定過程の分析は，われわれが臨床実践において，より自信をもって判断し，決定を下すのに役立つ。われわれは療育における臨床意思決定過程の中で，問題点を把握でき，解決できるだけではなく，子どもと家族，その他の療育関係者と良好な関係を構築できることも必要になる（Mattingley, 1991）。

　新しい状況に遭遇した時，経験のある療法士は豊富な知識の中から必要に見合った知識を引き出し，初心者よりも適切な答えを導き出すことに成功する。多くの療法士は，通常の臨床場面で姿勢ケアに関するさまざまな問題を扱ったことがないので，おそらく前述した経験からくる利点ももっていないはずである。ここでは，姿勢ケアの諸問題に関する臨床意思決定過程に注目し，臨床意思決定のさまざまな要素を分析することによって，この分野の経験がない療法士が活用できるようにしたい。

　臨床意思決定では，われわれは子ども自身とその臨床的問題についてのできるだけ多くの情報を収集する必要がある。その後，われわれは混み入った問題の断片をつなぎ合わせて，通常の生活状況の中で子どもにとって最善の姿勢ケアプログラムを立案し，その優先事項に働きかける。その前に，姿勢能力の変化の可能性を最大限に引き出すためには，臨床意思決定の基礎となっている根拠を明確に理解することが必要となる。そうすれば，われわれは子どもと家族に，それが正しい決定であることを説得できるようになる。常に，「子ども」と「環境」と「課題」という三側面の相互作用の過程を臨床意思決定で考えていくことで，全側面を徹底的に検討したことが確実になっていく。

　まずは，臨床意思決定過程について考え始める時，担当している特定の子どもを念頭において，次のような側面で考えていくのがよいかもしれない。

- 子ども
- ある特定の状況下の子ども
- 決定が正しいかどうか熟慮する

子ども

　はじめに評価で得た詳細な情報を駆使し，症状についての知識を基に診断や予後に関してある一人の子どものことを考えることができる。例えば，Perryのモデル（Watson, 1999）では，複雑な神経学的症状のすべての構成要素を特定するために，次の6つの評価ポイントで観察していく。

- 身体の制御
- 運動器官の能力
- エネルギー
- 身体構造
- 感覚器官の能力
- その他の考慮点

　これらはそれぞれの影響を統合して考える必要があるが，一方ではそれぞれを個別に調べる必要もある。

身体の制御
　子どもが自分の身体を制御する方法は，中枢神経および末梢神経に起因する神経学的影響に左右される。可能であるならば，損傷の原因，発症部位を特定するようにする。子どもの神経制御は神経系，筋骨格系および感覚系の複雑な相互作用である。したがって，子どもの運動方法を観察し，年齢や姿勢能力発達レベルを考慮して，出現している制御の問題を明確にするためには，前述の運動制御理論に関する考察を考え直してみるようにする。

運動器官の能力
　筋肉は，子どもの運動の源として活動する。この時，筋の長さと筋力が筋活動にどのような影響を及ぼしているか考える。筋は適切な長さと強さで活動しているだろうか。主動作筋と拮抗筋のバランスが不均等であると，非対称性につながり，後には筋の長さに変化をもたらす。われわれは，運動パターンの選択に対称性がどのように影響しているかを検討してきた。なお，「第4章 第3節 運動制御理論と姿勢ケア」を参照していただきたい。

エネルギー
　子どものエネルギーは，食物と酸素供給から成り立っている。子どもたちの中には，よく動いて急速にエネルギーを使い果たす子どもと，運動制限があり効果的な活動のためのエネルギーをほとんど必要としない子どもがいる。われわれの身体を効果的に動かし，制御するためには適切な栄養摂取が必要である。姿勢能力が乏しい子どもの中には，生体力学に不利な状況で活動しなければならず，動く機会がほとんどない子どもよりも，より多くの栄養摂取の必要性が高い子どもがいる。

身体構造
　子どもの身体構造は，子どもの動く能力に影響する。われわれが，子どもの骨格がどのように発達しているかを生体力学的に評価する能力をもつことで筋のバランスの不均等や非対称性の有無を見分けることができる。子どもたちが急激に成長する時期は変形の可能性があり，特に注意が必要である。そして，最も重篤な変形が起こるのもこの時期である。これらのことを理解しておくことで，われわれは子どもの身体構造の望ましくない変化を予測し，変形を予防することができる。

感覚器官の能力
　運動感覚のフィードバックや空間認知など感覚情報を受容し理解する能力は，子どもが言語によるフィードバックを理解する能力とともに，すべて子どもの能力に影響を及ぼしている。姿勢能力の改善を試みる場合，座位活動や立位支持器具を用いた立位では，空間における身体認識などは考慮すべき領域である。

その他の考慮点
　子どもの言語理解能力と言語表出能力，つまり自分の必要性や要望，自分が快適で良好な状態であるかどうかを表現する能力は考慮する必要がある。

ある特定の状況下の子ども（子どもの背景）

子どもについて知っておくべきこと（上記の事項）を調べ終えたら，次の段階では子どもが現在おかれている状況の背景を考える．例えば，子どもの家族，家族が子どもに期待していること，学校生活の状況，その他の家族，レスパイトケアなどについて考える．さらに，レスパイトケアがどのように管理され，どのように情報が提供されるべきかといった状況かを考える．両親が求める情報は，すべて両親に提示する．そうすることで両親は臨床意思決定に参加することができ，子どもにとってより効果的な解決策を見出すことができるはずである．そこで，どのような家族なのかを理解することで，家族が実現可能で，過度の負担なく参加できる解決策をわれわれは選択することができる．さらに，子どもの学校との協力では，個別教育ニーズの実践のためのコードを用いることによって，子どもの必要性をより正確に捉えることが可能である．

決定が正しいかどうかの熟慮

臨床意思決定過程のこの第3番目の側面では，子ども自身と子どもの生活について集めた情報および専門家の経験・知識を統合し，子どもと家族にとって最善の方法を決定する．

われわれ専門家が最新の根拠に基づいて臨床意思決定を行い，そしてその決定を批判的に評価する能力を磨くことは，すべての問題に関する知識と理解を向上させることに役立つ．つまり，われわれは常にすべての根拠の中から必要とする根拠を探し出して臨床意思決定を適切に行うべきであり，その決定を批判的かつ体系的に評価するべきである．

姿勢ケアのためのこのアプローチの裏づけとなる根拠は，「第4章 理論的基盤」に明確に示してある．評価者が精通していない事柄に関する論文を調べることには価値があり，自己の判断を確実なものにすることができる．

質問

1. この臨床意思決定過程をあなたが担当している子どもに応用し，治療介入のためのいくつかの選択肢をみつけ出して下さい

5.5 評価表の使用方法

> レベル決定よりも子どもの運動分析が重要である。

キーポイント

　一般的に，あるレベルの構成要素がすべて獲得された時，そのレベルに到達したと考える。しかし，子どもの最大能力と普段一定して示す能力とでは，姿勢能力発達レベルが異なることもある。本評価法では，普段発揮できる姿勢能力発達レベルを識別して記録することとし，「最大能力」は別途記載する。また，休息時の非対称的姿勢は変形を引き起こす危険性があるため，休息時姿勢も評価する必要がある。

　あるレベルに到達したと認定するには，そのレベルの全構成要素が獲得されなければならない。このようにして，評価表から子どもの発達を阻害している領域や，子どもが得意とする領域を詳細に分析することができる。

　次の項目は評価表に記載しておくべきである。補装具や器具の使用の有無とその種類，評価時の接触支持面の質や素材。例えば，マット上か，床上か，傾斜クッション上か，そして装具を着用していたかなどを記入する。

　この評価表を用いて，数々の異なる状況下での子どもの能力を記録することができる。なお，評価表はその都度新しいものを使用することが重要であり，必要ならば複写して利用すればよい。

評価時の注意点
- 介助せずに最大能力を引き出すため，遊びや運動を通じて子どもを激励すること
- 子どもの観察は，各構成要素群について個別に行うこと
- 評価時間中に一貫して観察された各項目には，該当箇所にチェック印をつけること
- 備考欄に気づいたことや特徴的な観察事項を記載すること

構成要素群の採点方法
- 各構成要素群を個別に採点する
- 獲得されている構成要素と枠内の数字を適合させ，最も高い姿勢能力発達レベルを記入する。なお，ある姿勢能力発達レベルを獲得したとみなすには，太字で示されたすべての構成要素を満たしている必要がある
- 括弧つきの数字で示された項目があるが，これらは観察されることもあるが姿勢能力発達レベルの認定には必須のものではない
- たとえ獲得されても，姿勢能力発達レベルとは対応しない構成要素がある。この場合，構成要素群の得点欄に棒線（/）を引く
- 棒線（/）を引いた構成要素群については，その原因を十分に分析する必要がある

全般的な姿勢能力発達レベルの判定方法
- すべての構成要素群の中で，最も低い能力レベルを記録する
- これがその子どもの全般的な姿勢能力発達レベルである

注意点と補足説明

Chailey姿勢能力発達レベルの評価にあたり，生じやすい誤解や疑問点を下記に述べるので，評価の手がかりとしていただきたい。

- より高位の姿勢能力発達レベルに進むためには運動範囲，特に骨盤帯の動きの拡大が認められる必要がある。例えば，背臥位や腹臥位にて骨盤前傾位の状態から中間位，または後傾位をとることのできない子どもは，姿勢能力発達レベル4にはまだ到達していない
- 対称性，四肢の肢位および運動についての詳細な観察は，Chailey姿勢能力発達レベルの判定や変形の危険性を予測するために必須であり，機能的能力は姿勢能力発達レベルの十分条件ではない。例えば，自力座位をとれても骨盤後傾位の状態では座位姿勢能力レベル3には到達していない

次に背臥位の評価例を示してみる。子どもの能力を静止画像から正確に評価することは不可能である。ただし，今回は例をあげる目的から評価項目を一部抜粋したが，本来はすべての項目の評価を完成させたうえで姿勢能力発達レベルを判定しなければならない。本例はChailey背臥位姿勢能力発達レベル2と認定された子どものイラストと評価表の一部である。

評価表の使用例

1. すべての構成要素について観察して下さい
2. 観察した，つまり獲得済みの構成要素にチェック印をつけて下さい
3. 構成要素群の得点欄(最右列)に，各構成要素群の獲得レベルを数字で記入して下さい
4. 全般的姿勢能力発達レベル欄(右下)に，構成要素群内の最低レベルを記入して下さい
5. (下欄)介助器具の使用の有無や接触支持面の種類・素材などについて記入して下さい

下表は，背臥位の評価表より一部抜粋したものである。

構成要素群	構成要素		Chailey 姿勢能力発達レベル						構成要素群の得点
			1	2	3	4	5	6	
肩甲帯の肢位	後退位	☐	1	2	(3)	(4)	(5)	(6)	3
	中間位	☑			3	4	5	6	
	前突位	☐				4	5	6	
骨盤帯の肢位	後傾位	☑	1	2	(3)	4	5	6	2
	中間位	☐			3	4	5	6	
	前傾位	☐				4	5	6	
下肢の肢位	非対称的肢位および非対称的運動	☐	1	2					1
	股関節外転・外旋位	☐			3	4	5	6	
	股関節伸展位，膝関節伸展位	☑				4	5	6	
	股関節屈曲90度，膝関節屈曲90度	☐				4	5	6	
	両足部が正中線上で接している	☑				4	(5)	(6)	
	股関節屈曲位，膝関節伸展位	☐					(5)	(6)	
					全般的姿勢発達能力レベル				2

☐ 補装具の使用あり
☑ 補装具の使用なし
接触支持面の種類： Mat

右の図の子どもの肩甲帯は、背臥位で中間位をとっているためレベル3である。しかし、骨盤と下肢の肢位はレベル2にとどまっている。また、両足部が正中線上で触れていることと、膝関節伸展位のまま股関節伸展していることの2点では、レベル4の構成要素を満たす。しかし、股関節外転・外旋位や股関節および膝関節屈曲90度の構成要素は満たしていない。

　構成要素群「下肢の肢位」の棒線（/）は、レベル3ないし4に必要な運動の多様性をまだ獲得していない（または評価時間中に観察されなかった）ことを示す。

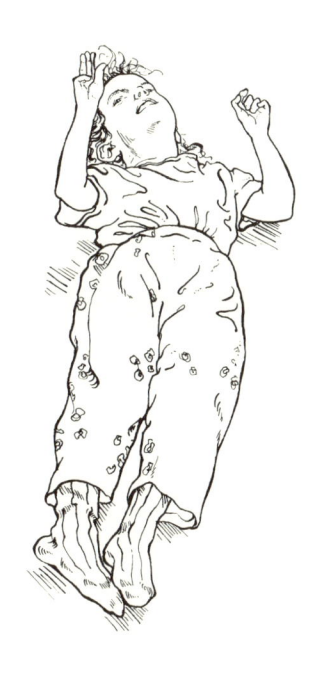

Chailey 姿勢能力発達レベル：背臥位

レベル1
- 背臥位姿勢に設定されても保持できない。瞬間的であったり，非常に非対称的であったりする
- 側臥位になり安定しようとする。その際，頭部の回旋に伴い全身が丸太状に転がる
- 頭部，体幹，上腕，大腿の一側で体重負荷する
- 頸部を伸展し，下顎を突き出す
- 肩甲帯を後退し，骨盤を後傾させる
- 上肢は乱雑で無秩序な動きをする

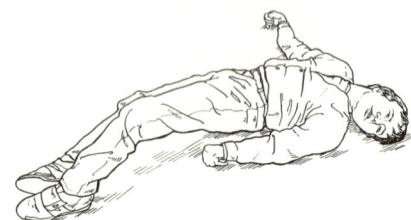

レベル2
- 非対称的姿勢
- 背臥位をとらせると安定する
- 頭部，肩甲帯，体幹，後傾位の骨盤で体重負荷する
- 下顎は突き出す
- 肩甲帯は後退し，肩関節は外旋外転する
- 両上肢は外転する
- 頭部は一側を向き，骨盤と下肢は反対側を向いている
- 頭部の動きに伴い，骨盤は反対方向に動く
- 上肢は乱雑で無秩序な動きをする

レベル3
- 対称的姿勢を保持する
- 頭部，肩甲帯，骨盤，足部で体重負荷する
- 骨盤前後傾中間位，肩甲帯前突後退中間位により脊柱の生理的弯曲が保たれる
- 股関節は外転・外旋位をとる
- 下顎を後退することなく，軽く引くことができ，頭部を左右へ自由に回旋できる
- 眼球の動きは制御されている
- 体側での片手握りをはじめ，握り拳やおもちゃを口へ運ぶ

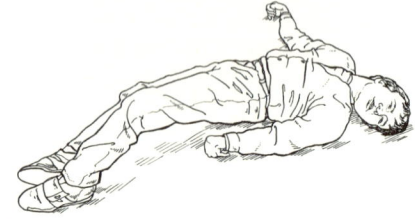

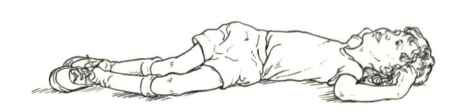

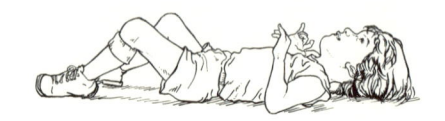

レベル4
- 対称的姿勢
- 前傾位の骨盤，前突位の肩甲帯，上部体幹で体重負荷する
- 頭部と体幹のみでの体重負荷も可能となる
- 下顎を強く引き，頭部を自由に回旋させることができる
- 脊柱を確実に前弯できる
- 肩関節を屈曲・内転できるので，胸の前の正中線上で両手遊びが可能となる
- 骨盤の自由な動きができはじめるので，膝関節を屈曲し膝を手で触ったり，両下肢を伸展したりすることができる
- 両足が正中線上に集まる
- 側方への体重移動のはじまり
- 一側下肢の挙上

レベル5
- 肩甲帯と骨盤で体重負荷するか，体幹中心部のみで体重負荷する
- 体幹から分離して肩甲帯と骨盤を自由に動かす
- 下顎を強く引くことができる
- 骨盤を全可動範囲内で動かすことができる。股関節屈曲，膝関節伸展位で足趾で遊ぶことができ，この肢位のまま側臥位へと寝返る
- 背臥位に戻ることもできる
- 正中線を交差して手と足で遊ぶ

レベル6
- レベル5と同じ
- 骨盤と肩甲帯を自由に動かすことができる
- レベル5のように側臥位を経由し，失敗することなく腹臥位まで寝返ることができる。腹臥位では骨盤を前傾し，股関節伸展位となる

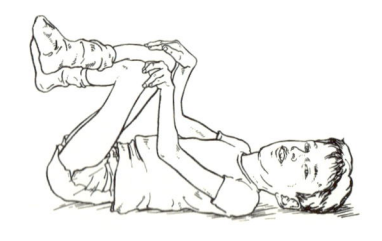

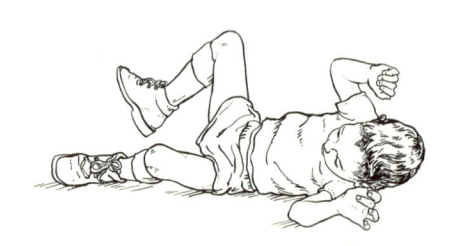

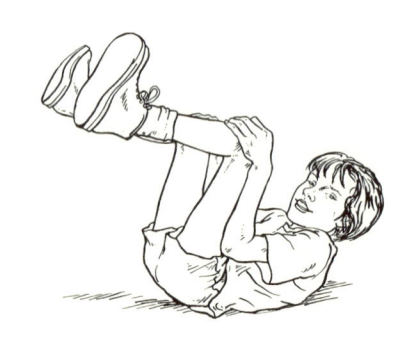

背臥位の評価記録	
構成要素群	観察事項と気づいた点
対称性	
体重負荷	
肩甲帯の肢位	
骨盤帯の肢位	
脊柱の状態（矢状面）	
頭部の運動	
下顎の肢位	
上肢および手の肢位	
下肢の肢位	
活　動	

氏名	評価実施日

背臥位の評価表

よく観察され，子どもが安定して獲得している一貫性のある構成要素のみをチェックする。
評価に際し，子どもをしっかりした柔らかい接触支持面にて背臥位にする。

構成要素群	構成要素		Chailey 姿勢能力発達レベル 1	2	3	4	5	6	構成要素群の得点
対称性	対称的姿勢を保持することができない	☐	1	2					
	対称的姿勢を保持することができる	☐			3	4	5	6	
	対称的姿勢から他の姿勢への変換および逆もできる	☐				4	5	6	
体重負荷	側臥位（必然的に）	☐	1						
	頭 部	☐		2	3	4	5	6	
	肩甲帯	☐		2	3	4	5	6	
	体 幹	☐		2	(3)	4	5	6	
	骨 盤	☐		2	3	4	5	6	
	両足部	☐		(2)	(3)	4	(5)	(6)	
肩甲帯の肢位	後退位	☐	1	2	(3)	(4)	(5)	(6)	
	中間位	☐			3	4	5	6	
	前突位	☐				4	5	6	
骨盤帯の肢位	後傾位	☐	1	2	(3)	4	5	6	
	中間位	☐			3	4	5	6	
	前傾位	☐				4	5	6	
脊柱の形状（矢状面）	平ら	☐	1	2	(3)	(4)	(5)	(6)	
	緩やかな伸展位をとり，大きな弧を描く	☐			3	(4)	(5)	(6)	
	前弯位	☐				4	5	6	
頭部の運動	頭部の運動に体幹が付随してくる	☐	1	(2)	(3)	(4)	(5)	(6)	
	頭部の一側への運動が，骨盤の対側への運動を誘発する	☐		2	(3)	(4)	(5)	(6)	
	頭部の自由な回旋	☐			3	4	5	6	
下顎の肢位	前突位	☐	1	2	(3)	(4)	(5)	(6)	
	引いている	☐			3	4	5	6	
	強く引いている（後退位）	☐				4	5	6	
上肢および手の肢位	乱雑で無秩序	☐	1						
	体幹から離れた位置にて外転位	☐		2	(3)	(4)	(5)	(6)	
	側方にて一側握り	☐			3	(4)	(5)	(6)	
	（片）手を口に運ぶ	☐			3	(4)	(5)	(6)	
	正中線上に集まる	☐				4	5	6	
	胸上にて両手で遊ぶ	☐				4	5	6	
	正中線を越える	☐					5	6	
下肢の肢位	非対称的肢位および非対称的運動	☐	1	2					
	股関節外転・外旋位	☐			3	4	5	6	
	股関節伸展位，膝関節伸展位	☐				4	5	6	
	股関節屈曲 90 度，膝関節屈曲 90 度	☐				4	5	6	
	両足部が正中線上で接している	☐				4	(5)	(6)	
	股関節屈曲位，膝関節伸展位	☐					(5)	(6)	
活 動	頭部を回旋してみることができる	☐		2	(3)	(4)	(5)	(6)	
	片手遊び	☐			3	(4)	(5)	(6)	
	両手で両膝を触ることができる	☐				4	(5)	(6)	
	両手で両足を触ることができる	☐					5	6	
	側臥位までへの寝返りができる	☐					5	6	
	腹臥位までへの寝返りができる	☐						6	
			全般的姿勢発達能力レベル						

☐ 補装具の使用あり
☐ 補装具の使用なし　　　接触支持面の種類：＿＿＿＿＿＿＿＿＿＿＿＿

Chailey 姿勢能力発達レベル：腹臥位

レベル1
- 頭部が重たく非対称的姿勢
- 顔面，胸部，肩，前腕，膝，足部で体重負荷する
- 骨盤後傾位
- 股関節と膝関節は屈曲位をとる
- 頭部は一側に回旋している
- 下顎前突位
- 肩甲帯は後退し，肩関節は屈曲内転位をとっている
- 背中は平らに押しつぶされている
- この姿勢で手のおしゃぶりができる

レベル2
- 非対称的姿勢
- 腹臥位をとらせると安定する
- 顔面，胸部，上腹部，前腕，膝，足部でより広く体重負荷する
- 骨盤後傾位
- 肩甲帯後退位
- 肩関節は屈曲・内転位で，肘関節は屈曲位で体側につけている
- 上肢は体側にあり，股関節と膝関節は軽度屈曲位
- 頭部は一側に回旋している
- 下顎前突位
- 頭部を挙上しはじめる。しかし，背中は平らに押しつぶされたままで，骨盤の側方への動きを伴う

レベル3
- 対称的姿勢
- 下胸部，腹部，大腿，膝，前腕で体重負荷する（on-elbows）
- 骨盤と肩甲帯は中間位
- 両前腕で体重を支持する
- 脊柱は緩やかな伸展位をとり，大きな弧を描く
- 頭部と脊柱は一直線上にある
- 下顎を引いている
- 側方への体重移動は不安定なため，背臥位にひっくり返ることもある

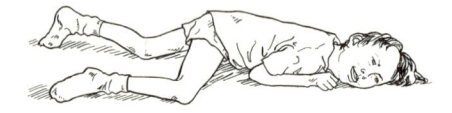

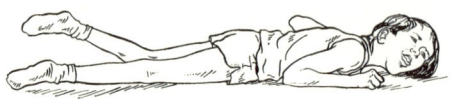

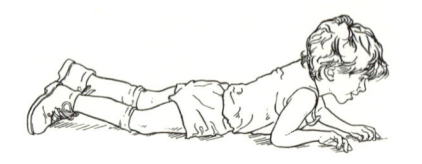

レベル4
- 腹部，大腿，足部で体重負荷し，一側上肢（手または前腕）で支持する
- 骨盤は前傾位だが，体重支持は不十分
- 肩甲帯は前突位をとる
- 脊柱は，上部体幹と下部体幹の分節間で伸展する
- 下顎を強く引くことができる
- 頭部を自由に動かせる
- 下部体幹から分離して頭部と上部体幹を動かせるため，体幹の軸回旋が可能となる
- 正中線上で手と足の遊びができる

レベル5
- 腸骨稜，大腿，下腹部で体重負荷し，on-hands（肘関節伸展位での手掌部支持）となる
- 骨盤は前傾位，後傾位または中間位をとる
- 肩甲帯は前突位をとる
- 骨盤・下部体幹・上部体幹・頭部の各分節間で角度をつけて脊柱を伸展する
- 下顎を強く引くことができる
- 頭部を自由に動かせる
- 骨盤で十分に体重支持ができるため，軸回旋や後方への移動ができる
- 背臥位への寝返りが可能となる

レベル6
- 骨盤と肩甲帯を自由に動かすことができる
- 両手と両膝で体重負荷をはじめる
- 四つ這いで前後に揺れる（ロッキングする）

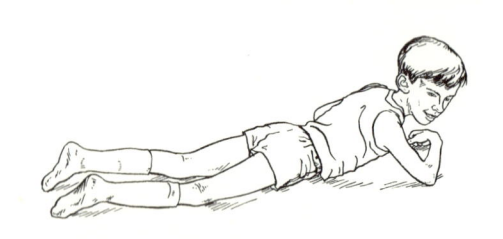

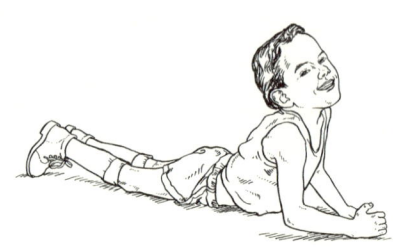

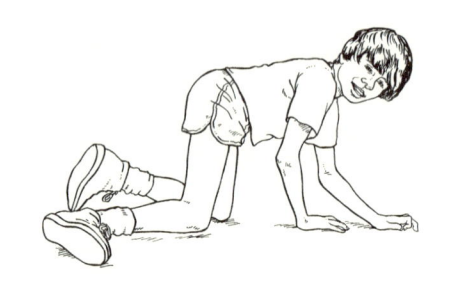

腹臥位の評価記録	
構成要素群	観察事項と気づいた点
対称性	
体重負荷	
肩甲帯の肢位	
骨盤帯の肢位	
脊柱の状態（矢状面）	
頭部の運動	
下顎の肢位	
上肢および手の肢位	
下肢の肢位	
活　動	

	氏名		評価実施日

腹臥位の評価表

よく観察され，子どもが安定して獲得している一貫性のある構成要素のみをチェックする。
評価に際し，子どもをしっかりした柔らかい接触支持面にて腹臥位にする。

構成要素群	構成要素	☐	Chailey 姿勢能力発達レベル 1	2	3	4	5	6	構成要素群の得点
対称性	対称的姿勢を保持することができない	☐	1	2					
	対称的姿勢を保持することができる	☐			3	4	5	6	
	対称的姿勢から他の姿勢への変換および逆もできる	☐				4	5	6	
体重負荷	顔　面	☐	1	2	(3)	(4)	(5)	(6)	
	両　肩	☐	1	2	(3)	(4)	(5)	(6)	
	胸　部	☐	1	2	3	(4)	(5)	(6)	
	腹　部	☐		2	3	4	5	(6)	
	前腕と手	☐	1	2	3	4	(5)	(6)	
	両手（肘伸展位）	☐					5	6	
	骨　盤	☐					5	(6)	
	両大腿	☐		2	3	4	5	(6)	
	両　膝	☐	1	2	3	4	5	6	
肩甲帯の肢位	後退位	☐	1	2	(3)	(4)	(5)	(6)	
	中間位	☐			3	(4)	(5)	(6)	
	前突位	☐				4	5	6	
骨盤帯の肢位	後傾位	☐	1	2	(3)	(4)	(5)	6	
	中間位	☐			3	(4)	(5)	6	
	前傾位	☐				4	5	6	
	前傾位にて体重支持している	☐					5	(6)	
脊柱の形状（矢状面）	平ら	☐	1	2	(3)	(4)	(5)	(6)	
	緩やかな伸展位をとり，大きな弧を描く	☐			3	(4)	(5)	(6)	
	前弯位	☐				4	5	6	
頭部の運動	動かすことができない	☐	1						
	左右へ回旋することが容易にできない	☐		2					
	左右へ回旋することができる	☐			3	(4)	(5)	(6)	
	頭部の自由な運動	☐				4	5	6	
下顎の肢位	前突位	☐	1	2	(3)	(4)	(5)	(6)	
	引いている	☐			3	4	5	6	
	強く引いている（後退位）	☐				4	5	6	
上肢および手の肢位	胸部の下に挟みこんでいる	☐	1						
	外転位	☐		2	(3)	(4)	(5)	(6)	
	体側につけている	☐		2	(3)	(4)	(5)	(6)	
	両前腕にて支持している	☐			3	(4)	(5)	(6)	
	両手にて支持している（肘関節屈曲位）	☐				4	(5)	(6)	
	両手にて支持している（肘関節伸展位）	☐					5	6	
	片手を放し遊ぶことができる	☐					5	6	
下肢の肢位	非対称的肢位と非対称的運動	☐	1	2					
	正中線上にあり，対称的肢位	☐			3	4	5	6	
	四つ這い	☐						6	
活　動	平らな背中のまま頭部を挙上する	☐		2					
	脊柱の伸展を伴い頭部を挙上する	☐			3	4	(5)	(6)	
	左右に軸回転することができる	☐					5	(6)	
	後方移動ができる	☐					5	6	
	側臥位までへの寝返りができる	☐					5	6	
	腹臥位までへの寝返りができる	☐						6	
						全般的姿勢発達能力レベル			

☐ 補装具の使用あり
☐ 補装具の使用なし　　　接触支持面の種類：_____

Chailey 姿勢能力発達レベル：床上座位

レベル1
- 元来，脳性まひ児の特徴として報告されていた
- 正常発達児を対象としたわれわれの研究では観察例がない
- 介助しても床上座位姿勢をとらせることができない
- 体幹重心は支持基底面外にあり，前方移動させることができない
- 全身の伸展傾向，重度の低緊張，変形など，さまざまな原因によると思われる

レベル2
- 床上座位をとらせることができる
- 床上座位を保持し続けるには支えが必要である
- 体幹重心を支持基底面上へもってくることができる
- 骨盤は後傾している
- 股関節は外転・外旋している
- 殿部から足部外側にかけて体重負荷している
- 肩甲帯は後退位または中間位をとる
- 円背姿勢となる

レベル3
- 対称的姿勢をとらせることができる
- 動かない限りずっと座り続けることができる
- 骨盤傾斜は中間位をとる
- 股関節は外転・外旋している
- 殿部，下肢と足部の外側で体重負荷している
- 下顎を引いている
- 肩甲帯は前突している
- 両手は体重支持に使うか，バランスを保つために使っている
- 重心は支持基底面の前方にある

レベル4
- 対称的姿勢をとらせることができる
- 支持基底面内で体幹を前傾させることができる
- 体幹を垂直位に戻すことができる
- 支持基底面内で側方への動きができる
- 支持基底面内で体幹を回旋することができる
- 骨盤は前傾している
- 股関節は主に外転外旋位をとるが，より中間位に近づけることもできる
- 下顎を強く引くことができる
- 肩甲帯は前突している
- 肩の高さまで上肢を挙上することができる
- 脊柱は伸展し，直立している
- 両手を正中線上にもってくることができる

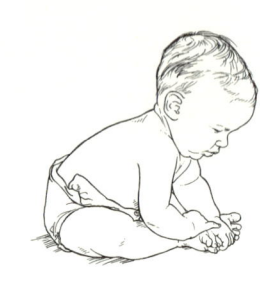

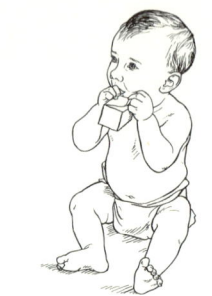

レベル5
- レベル4と同じ
- 骨盤を前後傾させることができるため，体幹重心が支持基底面後方にあっても安定している
- このことで一側下肢の動きが可能となる
- 手を支持基底面より前方へ伸ばすことができる
- 左右に傾いた位置から立ち直ることができる

- 股関節は内外転・内外旋の中間位であることが多い
- 両殿部から両大腿後面にかけて体重負荷する
- 肩より高い位置で上肢を動かせる

レベル6
- レベル5と同じ
- 床上座位から腹臥位への姿勢変換ができる
- これは一側殿部の体重免荷と，体幹を前方や側方に絶妙に制御することによる

レベル7
- レベル6と同じ
- 腹臥位から床上座位へ戻ることができる

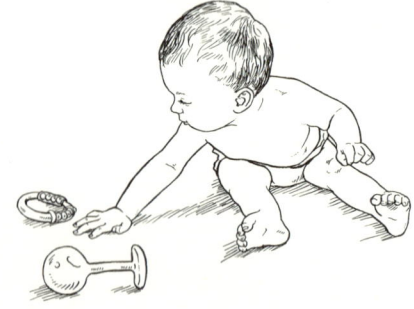

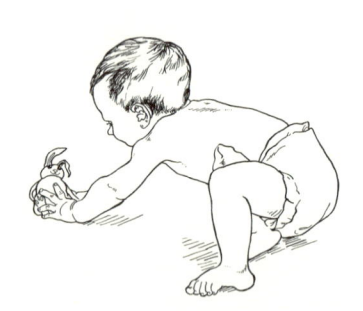

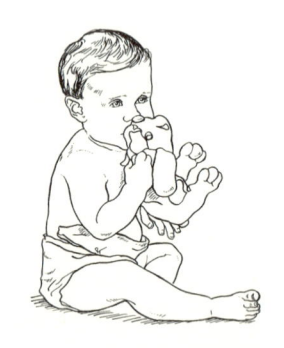

床上座位の評価記録	
構成要素群	観察事項と気づいた点
座位設定時の能力	
体重負荷	
肩甲帯の肢位	
骨盤帯の肢位	
脊柱の状態	
下顎の肢位	
体幹の肢位および運動	
股関節の肢位	
活　動	

氏名	評価実施日

床上座位の評価表

よく観察され，子どもが安定して獲得している一貫性のある構成要素のみをチェックする。
評価に際し，子どもを床上にて長座位またはあぐら座位にする。

構成要素群	構成要素		Chailey 姿勢能力発達レベル 1	2	3	4	5	6	7	構成要素群の得点
座位設定時の能力	座らせることができない	☐	1							
	座らせることはできるが，姿勢保持はできない	☐		2						
	姿勢保持はできるが，動くことはできない	☐			3					
	姿勢保持ができ，支持基底面内で動くことができる	☐				4				
	姿勢保持ができ，支持基底面外へ動くことができる	☐					5			
	他の姿勢への変換ができる	☐						6		
	床上座位姿勢になることができる	☐							7	
体重負荷	両殿部	☐		2	3	4	5	6	7	
	両足部	☐		2	3	4	5	6	7	
	両下肢外側部	☐		2	3	4	5	6	7	
肩甲帯の肢位	後退位	☐	1	2	(3)	(4)	(5)	(6)	(7)	
	中間位	☐			3	(4)	(5)	(6)	(7)	
	前突位	☐			3	4	5	6	7	
骨盤帯の肢位	後傾位（制御不能，ふらつきあり）	☐	1	2	(3)					
	中間位	☐			3	(4)	5	6	7	
	前傾位	☐				4	5	6	7	
	後傾位（制御下，安定している）	☐				(4)	5	6	7	
脊柱の状態	円　背	☐		2	3	(4)	(5)	(6)	(7)	
	垂直位	☐				4	5	6	7	
下顎の肢位	前突位	☐	1	2	(3)	(4)	(5)	(6)	(7)	
	引いている	☐			3	4	5	6	7	
	強く引いている（後退位）	☐				4	5	6	7	
体幹の肢位および運動	支持基底面の後方	☐	1							
	支持基底面上にて前傾位	☐		2	3	4	(5)	(6)	(7)	
	支持基底面内での回旋	☐				4	(5)	(6)	(7)	
	支持基底面内での前方移動と側方移動	☐				4	(5)	(6)	(7)	
	支持基底面外への前方移動と側方移動	☐					5	6	7	
	支持基底面後方から立ち直ることができる	☐					5	6	7	
股関節の肢位	外転・外旋位	☐		2	3	4	5	6	7	
活　動	ばらつきがあり，制御不能，活動できない	☐	1	2						
	両手支持	☐			3	(4)	(5)	(6)	(7)	
	肩の高さまで手を挙上することができる	☐				4	(5)	(6)	(7)	
	両手を正中線上にもってくることができる	☐				4	5	6	7	
	肩より高く手を挙上することができる	☐					5	6	7	
					全般的姿勢発達能力レベル					

☐ 補装具の使用あり
☐ 補装具の使用なし　　　接触支持面の種類：＿＿＿＿＿＿＿＿＿＿＿＿＿＿＿＿

Chailey 姿勢能力発達レベル：椅子座位

レベル1
- 元来，脳性まひ児の特徴として報告されていた
- 正常発達児を対象とした研究では観察例がない
- 介助下でも椅子座位姿勢をとらせることができない
- 体幹重心は支持基底面外にあり，前方移動させることができない
- 全身の伸展傾向，重度の低緊張，変形など，さまざまな原因によると思われる

レベル2
- 椅子座位をとらせることができる
- 椅子座位を保持し続けるには支えが必要である
- 体幹重心を支持基底面上へもってくることができる
- 骨盤は後傾している
- 肩甲帯は，後退位または中間位をとる
- 円背姿勢となる

レベル3
- 対称的姿勢をとらせることができる
- 動かない限りずっと座り続けることができる
- 骨盤傾斜は中間位をとる
- 下顎を引いている
- 肩甲帯は前突している
- 両手は体重支持に使うか，バランスを保つために使っている
- 重心は支持基底面の前方にある

レベル4
- 対称的姿勢をとらせることができる
- 支持基底面内で体幹を前傾させることができる
- 体幹を垂直位に戻すことができる
- 支持基底面内で左右両側への動きができる
- 支持基底面内で体幹を回旋することができる
- 骨盤は前傾している
- 下顎を強く引くことができる
- 肩甲帯は前突している
- 肩の高さまで上肢を挙上することができる
- 脊柱は伸展し，直立している
- 両手を正中線上にもってくることができる

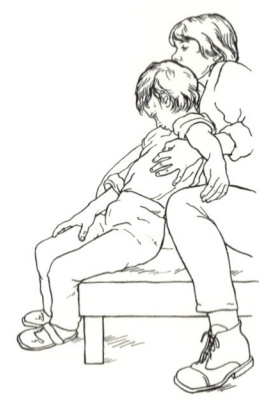

レベル5
- レベル4と同じ
- 骨盤を前後傾させることができるため，体幹重心が支持基底面後方にあっても安定している
- このことで一側下肢の動きが可能となる
- 肩より高い位置で上肢を動かせる
- 両手を自由に使うことができる
- 左右に傾いた位置から立ち直ることができる

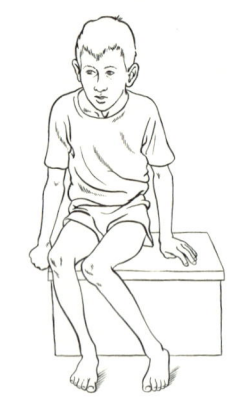

レベル6
- レベル5と同じ
- 一人で座っていることができる
- 椅子座位姿勢から他の姿勢へ変換するため，座位基底面外への重心移動ができる

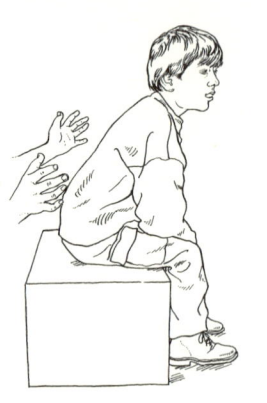

レベル7
- レベル6と同じ
- 立位から椅子座位に戻ることができる

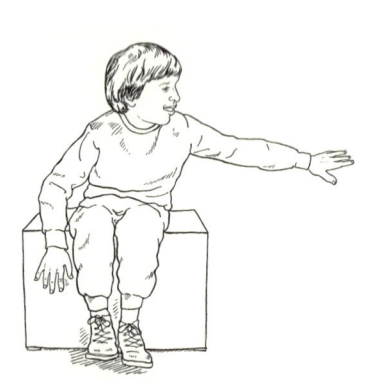

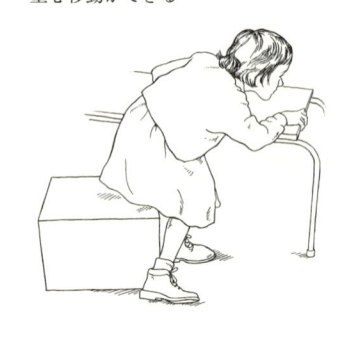

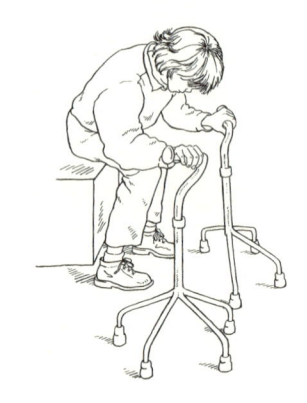

椅子座位の評価記録	
構成要素群	観察事項と気づいた点
座位設定時の能力	
体重負荷	
肩甲帯の肢位	
骨盤帯の肢位	
脊柱の状態	
頭部の運動	
下顎の肢位	
体幹の肢位および運動	
股関節の肢位	
活　動	

氏名	評価実施日

椅子座位の評価表

よく観察され，子どもが安定して獲得している一貫性のある構成要素のみをチェックする。
評価に際し，子どもを平らなブロック上に座らせる。理想的には，大腿部支持，股関節内外旋・内外転中間位，膝関節屈曲90度，足底完全接地，足幅は骨盤幅と同じ座位姿勢とする。

構成要素群	構成要素		Chailey 姿勢能力発達レベル							構成要素群の得点
			1	2	3	4	5	6	7	
座位設定時の能力	座らせることができない	☐	1							
	座らせることはできるが，姿勢保持はできない	☐		2						
	姿勢保持はできるが，動くことはできない	☐			3					
	姿勢保持ができ，支持基底面内で動くことができる	☐				4				
	姿勢保持ができ，支持基底面外へ動くことができる	☐					5			
	他の姿勢への変換ができる	☐						6		
	床上座位姿勢になることができる	☐							7	
体重負荷	両殿部	☐		2	3	4	5	6	7	
	両足部	☐		2	3	4	5	6	7	
	両下腿後面	☐			3	4	5	6	7	
肩甲帯の肢位	後退位	☐	1	2	(3)	(4)	(5)	(6)	(7)	
	中間位	☐		2	3	(4)	(5)	(6)	(7)	
	前突位	☐				4	5	6	7	
骨盤帯の肢位	後傾位（制御不能，ふらつきあり）	☐	1	2	(3)					
	中間位	☐			3	(4)	5	6	7	
	前傾位	☐				4	5	6	7	
	後傾位（制御下，安定している）	☐				(4)	5	6	7	
脊柱の形状	円背	☐		2	3	(4)	(5)	(6)	(7)	
	垂直位	☐				4	5	6	7	
下顎の肢位	前突位	☐	1	2	(3)	(4)	(5)	(6)	(7)	
	引いている	☐			3	4	5	6	7	
	強く引いている（後退位）	☐				4	5	6	7	
体幹の肢位および運動	支持基底面の後方	☐	1							
	支持基底面上にて前傾位	☐		2	3	4	(5)	(6)	(7)	
	支持基底面内での回旋	☐				4	(5)	(6)	(7)	
	支持基底面内での前方移動と側方移動	☐				4	(5)	(6)	(7)	
	支持基底面外への前方移動と側方移動	☐					5	6	7	
	支持基底面後方から立ち直ることができる	☐					5	6	7	
股関節の肢位	内外転中間位	☐				4	5	6	7	
	内外旋中間位	☐				4	5	6	7	
活動	ばらつきがあり，制御不能，活動できない	☐	1	2						
	両手支持	☐			3	(4)	(5)	(6)	(7)	
	肩の高さまで手を挙上することができる	☐				4	(5)	(6)	(7)	
	両手を正中線上にもってくることができる	☐				4	5	6	7	
	肩より高く手を挙上することができる	☐					5	6	7	
						全般的姿勢発達能力レベル				

☐ 補装具の使用あり
☐ 補装具の使用なし　　接触支持面の種類：＿＿＿＿＿＿＿＿＿＿＿＿＿＿＿

Chailey 姿勢能力発達レベル：立位

レベル 1
- 介助なしでは，立位をとることも保持することもできない
- 腋窩での十分な支えが必要となる
- 足部外側または前足部でわずかに体重負荷する
- 足踏み反射が誘発されることもある
- 頭部を挙上しておくことができない
- 肩関節は後ろに引けている
- 骨盤は後傾している

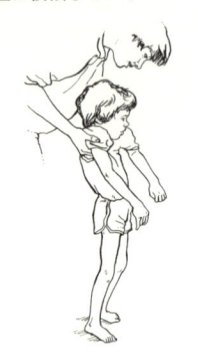

レベル 2
- 介助なしでは，立位をとることも保持することもできない
- 腋窩での支え，またはつかまる物が必要となる
- つかまりながら体幹，前腕，手，足趾または足底で体重負荷する
- 足幅は骨盤の幅以下となる
- 頭部を挙上位で保持できる
- 骨盤は後傾している
- 肩甲帯は前突している
- 膝関節の屈伸をすることがある

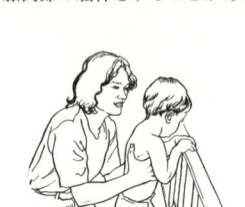

レベル 3
- つかまらせてあげると，つかまり立ち位を保持できる
- しかし，動き出すことはできない
- 体幹，前腕または手，足底で体重負荷する
- 足幅は骨盤の幅と同じ
- 骨盤の傾斜は中間位をとる
- 肩甲帯は前突している
- 体重移動や下肢運動は制御できない
- 背中は平らな状態となる

レベル 4
- つかまらせてあげると，つかまり立ち位を保持できる
- 支持基底面内で動くことができる
- 両手と両足底で体重負荷する
- 体幹を垂直に保つことができ，体幹を支えてから離すこともできる
- 足幅は骨盤の幅以上となる
- 骨盤は前傾している
- 肩甲帯は前突している
- 片手を放して遊ぶことができる
- 一側下肢を動かすこともある

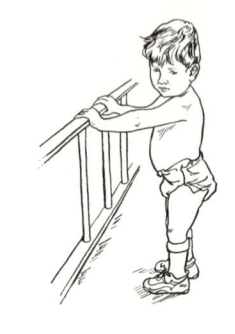

レベル 5
- 通常は片膝立ち位を経由し，自力でつかまり立ちをすることができる
- 支持基底面外へ動くことができる
- 両手と両足底で体重負荷する
- 体幹は垂直位となる
- 後方にのけぞることができ，体幹全体を回旋することができる
- 骨盤を自由に動かし，腰椎を前弯する
- 肩より高い位置へ手を伸ばすことができる
- その場で足踏みをする
- 支えを使いながら上手に移動することができる

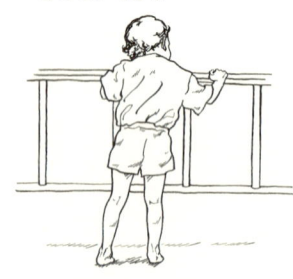

レベル 6
- 支えを使い，つかまり立ちをしたり，他の姿勢になったりすることができる
- 広い足幅で，両手片足の3点支持による，最初の伝い歩きをする
- 狭い支持基底面となり，2点支持へと上達していく
- 骨盤を自由に動かし，腰椎を前弯する
- 両足底で体重負荷し，しばしばつま先歩きをする
- 手で支持することが減り，手は主にバランスをとる役割を担う

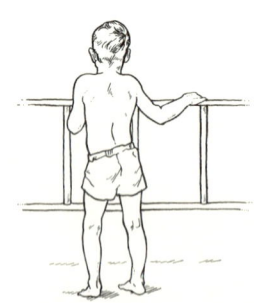

レベル 7
- 支持のない状態で数秒間立っていることができる
- 支持なしでつかまり立ち位から姿勢変換することができる
- 足幅は骨盤の幅と同じか，やや広めとなる
- 両上肢はミディアムガード位かハイガード位（挙上・外転位）をとる
- 足趾を屈曲させている

レベル 8
- 高這い，またはしゃがみ込んだ姿勢から両手を使って立ち上がろうとする

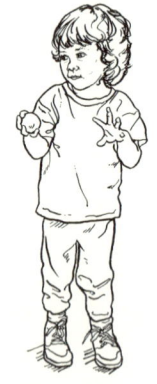

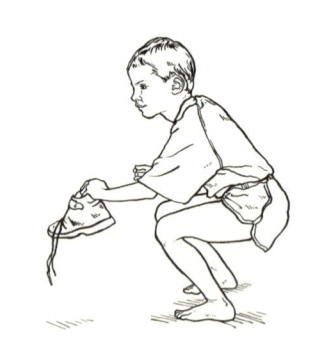

立位の評価記録	
構成要素群	観察事項と気づいた点
立位設定時の能力	
体重負荷	
体重移動	
肩甲帯の肢位	
骨盤帯の肢位	
頭部の肢位	
上肢および手の肢位	
足　幅	

氏名	評価実施日

立位の評価表

よく観察され，子どもが安定して獲得している一貫性のある構成要素のみをチェックする。
評価に際し，肘の高さの台に向って立たせる。ただし，子どもが腋窩での完全な支持を必要としている場合，または自力で立位をとれる場合は例外とする。

構成要素群	構成要素		Chailey 姿勢能力発達レベル								構成要素群の得点
			1	2	3	4	5	6	7	8	
立位設定時の能力	腋窩での完全介助下，頭部挙上位保持ができない	☐	1								
	腋窩での完全介助下，頭部挙上位保持ができる	☐		2							
	物につかまっているのを介助しなければならない	☐		2							
	つかまり立ち位をとらせれば立位保持ができる	☐			3						
	片手支持での立位保持ができる	☐				4	5				
	つかまり立ちをすることができる	☐						6			
	支持なし立位ができる	☐							7		
	支持なしで立ち上がろうとする	☐								8	
体重負荷	前足部，足部外側，またはわずかな負荷	☐	1								
	体幹支持も利用	☐		2	3						
	両前腕支持も利用	☐		2	3						
	両手も利用	☐		(2)	3	4	5	6			
	つま先立ち	☐		(2)	(3)	(4)	(5)	(6)			
	足底接地	☐		2	3	4	5	6	7	8	
体重移動	体重移動なし	☐	1	2							
	制御不能（ふらつきあり）	☐			3						
	支持基底面内での体重移動ができる	☐				4	(5)	(6)	(7)	(8)	
	支持基底面内で足踏みをする	☐					5	(6)	(7)	(8)	
	支持基底面外への体重移動ができる	☐					5	(6)	(7)	(8)	
	他の姿勢への変換が安定してできる	☐					5	6	7	8	
	立位になることができる	☐					5	6	7	8	
	伝い歩きができる	☐						6	7	8	
肩甲帯の肢位	後退位	☐	1								
	中間位	☐		(2)	(3)	(4)	(5)	(6)	(7)	(8)	
	前突位	☐		2	3	4	5	6	7	8	
骨盤帯の肢位	後傾位	☐	1	2	(3)	(4)	(5)	(6)	(7)	(8)	
	中間位	☐			3	(4)	(5)	(6)	(7)	(8)	
	前傾位	☐				4	(5)	(6)	(7)	(8)	
	自由な骨盤の運動	☐					5	6	7	8	
頭部の肢位	挙上位保持ができない	☐	1								
	挙上位保持ができる	☐		2	3	4	5	6	7	8	
上肢および手の肢位	両手を放して遊ぶことができない	☐	1	2	3						
	片手を放して遊ぶことができる	☐				4	5	6	7	8	
	肩より高い位置に手を伸ばすことができる	☐					5	6	(7)	8	
足 幅	骨盤幅より狭い	☐	1	2	(3)	(4)	(5)	(6)	(7)	(8)	
	骨盤幅と同等	☐		2	3	4	5	6	7	8	
	骨盤幅より広い	☐				4	5	6	7	8	
						全般的姿勢発達能力レベル					

☐ 補装具の使用あり
☐ 補装具の使用なし　　　接触支持面の種類：＿＿＿＿＿＿＿＿＿＿＿＿＿＿＿＿

6

臨床への展開

6.1 序　論

6.2 24時間姿勢ケアプログラムの計画と実際

6.3 臥位姿勢

6.4 座位姿勢

6.5 立位姿勢

6.6 移　動

6.7 Chailey姿勢能力発達レベルの使用

6.8 症例検討

6.1 序　論

　この章の目的は，Chailey姿勢能力発達レベルの知識と姿勢ケアプログラムに関するエビデンスを応用して，姿勢ケア理論を実践に活用させることである。ここで最も重要なことは，子ども・家族・介護者・専門家が，姿勢ケアプログラムを毎日の日課や生活様式に取り入れられるように共同作業を行うことである。

治療の時期と種類

　子どもたちは成長や発達を通して，異なる段階でのさまざまな方法で物事の実用的技術を学んでいる(Prechtl, 2001)。これは神経障害をもつ子どもたちにとっても同様である。例えば，われわれは人生の早期に，運動の探索と成熟を通して技能を発達させることを知っている。その後は，さらに多くの認知戦略を用いている。このことは，子どもたちの異なった発達段階で時期相応の治療方法を提供する必要があるとわれわれに伝えている。われわれが子どもたちと家族に提供する治療は，子どもの能力と予後を考慮して現実的な目標を達成できるようにするべきである。

　2, 3ヵ月の乳児は，姿勢能力の大きな変化を経験および対称性を達成し，抗重力活動を行い始める(Prechtl, 1984)。この時期は，おそらく乳児が正常運動を経験する能力に制限があり，また非対称的姿勢が定型的になっているかどうかに気づき始める時でもある。この段階で，われわれは，徒手的介入の技術や器具の活用についての助言・指導を提供することができる。このようにして，対称性や良好な運動の開始姿勢を経験させることができる。

　3歳までに治療が発達を促進させるか，あるいは成熟がより大きな役割を果たすか，ということについて多くの論議がある。このことにわれわれは答えることができないが，拘縮と変形は非常に初期に発達し，運動能力に重大な悪影響を与え，後の生活を制限させることはわかっている。

　姿勢ケアプログラムは改良器具を利用して，子どもに年齢相応の遊び，移動手段，コミュニケーション手段の機会を提供すべきである。これは，たとえ子どもが将来自立して成し遂げることができる場合でも，そうである。

　2歳になって一人で座れない子どもたちは，独歩できる可能性がないと論じられている(Bottos, 1995；Bleck, 1987)。この段階で，両親と治療のための現実的な結果について話し合いをもつべきであり，また代替の移動手段も検討すべきである。

6.2 24時間姿勢ケアプログラムの計画と実際

プログラムの第一段階は評価であり，このことは「第5章 評価」で述べている。そこで臨床意思決定過程は，プログラムを展開させるために使われている。まず，子どもや家族の必要性と希望，姿勢能力発達レベルを考慮に入れながら，主要な障害危険領域と機能的活動のための優先事項に焦点を合わせていく。

キーポイント

> この段階での重要なことは，両親や教師，介護者，その他の療育関係者といった，すべての人が重要であるということである。

演習課題

> あなた自身，あるいはあなたが現在担当している子どもについて考えて下さい。そして睡眠・移動・身支度，また学校や家庭での活動や作業，さらに治療場面などを含む通常の日課を書いた後，これらの活動のそれぞれの時間の総計を計算して下さい。

子どもがさまざまな姿勢や活動に費やしている平均時間をグラフにして下記に示す。

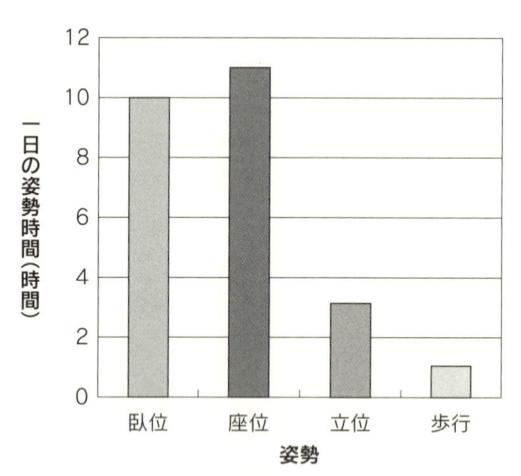

図119 さまざまな姿勢や活動に費やす時間数

姿勢ケアプログラムは多様な使い方ができ，ポジショニングと姿勢支持のための器具についてだけでなく，下記のことも含まれている。

- 筋肉と結合組織の長さの維持：効果的に筋肉の長さを維持するためには，緩やかなストレッチの時間として，1日5～7時間は必要とされている（Lespargotら，1994；Tardieuら，1988；Goldspinkら，1990）。このことについては，異なった筋群を対象にしてさまざまな方法，例えば姿勢保持器具や，装具とボツリヌス毒素注射を併用した形で目標を達成することができる
- 計画的な自動運動：これにより子どもは，ある程度の運動の自由性を経験し

ながら，同時に筋力・関節可動域・循環器系の体力も維持していくことができる。理学療法や作業療法は，自動運動を発達させるために子どもが具体的な作業や，活動に取り組むことが可能かを決定するのに必須のものである
- 定期的な姿勢変換
- 機能向上のための姿勢の安定性
- バランスのとれた快適な中間位姿勢
- 日中を通した定期的な姿勢変換

活動	器具
夜間睡眠中，毎晩最低6時間	臥位支持器具
家庭や学校での全食事時間	active seating system
電動車いすの運転，スイッチやパソコンや意思伝達装置の使用，ゲーム，通常の活動	active seating system
可能な場合，全身運動やフィットネス	三輪車，乗馬，水泳，歩行
休息，テレビをみる	休息椅子，臥位支持器具
治療	処方どおり
臥位姿勢，日中の姿勢変換やストレッチを行ったり，遊びのための代替姿勢	腹臥位や背臥位の臥位支持器具
家庭や学校で毎日最低30分間の立位，可能であれば勉強，遊び，スイッチ使用時，食事時間に用いる代替姿勢	立位支持器具
入浴，衣服の着脱，排泄などの日常生活活動	臥位での活動，トイレ用椅子，入浴用椅子の快適な支持面

図120 「24時間姿勢ケアプログラム」の一例

個別治療

治療をしている間，子どもは新しい運動技能を経験し，目的を達成することができる。技能を練習することによってのみ，われわれはそれを完成することができる。また，特定課題のための目的動作は，達成することを促進させる（van der Weelら，1991）。そして，われわれの毎日の活動や環境が，新しい技能を練習するための理想的な機会である。

個別治療の時間は，姿勢ケアプログラムにとって根幹をなす部分である。そして，ポジショニング器具を使用して継続・強化していく。このようにして昼夜を問わず，感覚・運動・生体力学的なフィードバックを提供していく。さらに，次のような時間を提供している。
- 子どもの運動能力の具体的な領域に働きかける。子どもが自分の能力の限界に挑む時は，他の課題の拘束因子を除外してあげる
- 子どもの毎日の生活のあらゆる場面で，その技能をどのように練習できるかを，子ども・両親・介護者に伝える
- 子どもが姿勢ケア器具を使用する時は，具体的な技能に働きかける

神経障害をもつ子どもたちは，自分の能力に影響を与える認知，視覚，他の感覚障害をもっているかもしれない。われわれはどのような治療介入を計画する時でも，このことを考慮に入れる必要がある。

なお，異常運動パターンは，変形の進行を早める危険性がある。そこで，運動発達の典型的パターンを思い出すためにChailey姿勢能力発達レベルを使うようにする。

目標設定

目標設定は，子どもが達成したい課題を認識する有効な手段であり，このことで治療の焦点が定まる。Chailey姿勢能力発達レベルは，子どもたちが次の段階の能力に到達するために必要な能力について詳細な情報を与えてくれる。また，現実的な機能予測を決定させてくれる（本章「第7節 Chaily姿勢能力発達レベルの使用」参照）。つまり現実的であり，適切で達成可能な機能的目標設定とつながっているこの詳細な情報は，治療を遂行する際の十分な根拠を提供し，遂行を制限している要素を明らかにする。もし子どもが治療の目的を明確に理解すれば，子どものモチベーションは高くなる。

姿勢ケアプログラムを計画し始める前に，援助できたり，あるいは妨げているかもしれない要因を考える必要がある。

- 接触支持面の特性は，子どもの姿勢調整に影響を与えることがある
- 空間における身体位置は，子どもの姿勢と視野を変える
- 接触は子どもの感覚入力を変える
- 治療目的の説明によって，子どもは行動の準備ができる
- 時間をかけることで，子どもは情報を処理でき，動くことができる

介入の有効性に大きな影響を与える他のいくつかの要因として，以下のこともあげられる。

- 明るくて前向きな子ども
- モチベーションがあり，何のための治療かを理解できる子ども
- 痛み・快適さ
- 恐れ
- 興奮

質問

1. 姿勢ケアプログラムには，どのような因子が含まれているか？
2. プログラムを効果的に進める重要な要因は何か？

練習

練習は能力（技能）の習得にとってきわめて重要である。筋肉や神経系の変化は活動の反復次第なので，練習は必須の要因となる。例えば，乳幼児が何かに成功する前に何回挑戦しているか，想像してみればわかるだろう。また，ポジショニングの器具に関しては，治療の中で取り組んでいる技能を練習する機会を与えることができる。

すべての子どもに合う姿勢ケアの方法は存在しない。そこで正常運動に働きかけるという基本原則に従い，一人ひとりに合わせてわれわれはアプローチを創造していく必要がある。

姿勢ケア器具

器具は，姿勢ケアプログラムに欠くことのできない重要な要素で，昼夜を通して感覚，運動，生体力学的なフィードバックを提供している。このように姿勢支持を与えることによって，子ども自身に自分の姿勢に関する一貫した，反復のメッセージを与え続けることができる。このようなメッセージは，子どもがもっている能力より高いレベルと結び付けておく必要があり，そのことで学習を進めていく。また，器具は生体力学の原則に従って設計し，正常運動パターンを出現させる基盤を作り上げるようにする。子どもは器具を使用しながら制御された運動を練習し，運動技能を発達させる。このようにして，姿勢ケア器具は24時間プログラムの治療を可能にしていく。

さらに，注意を払わなければならない運動課題の数を減らし，子どもが具体的な運動技能や認知機能の学習に集中できるようにする。間違ったポジショニングを行うと，バランスの代償運動の発達を導き，それが異常な運動パターンを助長させてしまうことになる。正しく処方された器具であると，子どもは電動車いすを運転したり，コミュニケーション機器やパソコンを使用したり，遊んだりするような実用的課題を遂行することができる。

　なお，器具を使用している子どもは，以下のような経験を学習する。
- より高い姿勢能力
- 臥位・座位・立位での運動の正しい開始姿勢
- 運動が起こる境界
- 一貫して繰り返される感覚入力
- 一貫した運動パターンの練習の機会
- 運動の自由度の減少
- 変形の予防と軽減
- 実用的活動の達成チャンス
- 昼夜一貫したアプローチ

　器具は，子どもの体型に正確に合わせるべきで，また成長や能力の変化を見込んでおくべきでもある。子どもの必要性によって器具の使用頻度と使用時間の長さを決める。何よりも，子どもは快適でなければならない。

　次の節では臥位・座位・立位と移動について考え，それぞれの姿勢で治療やポジショニング器具を用いた具体的な技能，および活動への働きかけに結び付けられるすべての種類の介入方法を探索してみる。なお，これらは相互に支持しあい，強化させるべきであり，評価と臨床意思決定過程により臥位・座位・立位や，移動の中での運動と機能的活動に好影響を及ぼす効果的介入へと導いていく。

　この後の節で取り上げているのは，それぞれの姿勢の改善を図るいくつかの実際的な手段である。姿勢能力の低い子どもたちのために，われわれは出発点として少なくともChailey姿勢能力発達レベル4に匹敵するようにねらいを定めている。この実現のためにいくつかの器具を使うことによって，子どもが動き始められるような安定して対称的な姿勢を援助している。

6.3 臥位姿勢

　生まれた時から最初の1年間は，子どもは臥位でほとんどの時間を過ごしている。臥位能力の発達は，子どもの運動能力の発達の基礎となる。2,3カ月の乳児の姿勢は非対称的姿勢が特徴で，運動は無秩序で多様にみえる。3カ月のころ，姿勢能力は著しい変化を示し，対称的姿勢と目的的運動の発達が起こる(Prechtl, 1984)。そして，臥位姿勢能力と座位姿勢能力には密接な関連があり，腹臥位と背臥位の臥位姿勢能力発達レベル4に達するまで，一人で座ること(レベル3)はできない。それゆえに，運動障害をもつ子どもの運動能力改善の援助は，早い時期からレベルのより高い姿勢能力を経験させることが重要となる。

　子どもが成長すると，日中臥位姿勢で過ごす時間はより少なくなるが，夜間は依然として臥位姿勢で多くの時間を過ごすであろう。そのため，緩やかなストレッチを与え，関節のアライメントを維持させるために姿勢支持の機会を夜間に提供する。夜間に正しいポジションで寝ることによって，変形をすでにもつ子どもや成人は，筋の長さや関節可動域を改善させることができる。

背臥位

　子どもが遊びの中で両手を身体の正中線上にもってきたり，自分の身体を触ったりするためには，少なくとも臥位姿勢能力発達レベル4を達成できるようなポジショニングが必要である。これには，次のような構成要素が含まれる。

- 対称的姿勢
- 前傾した骨盤
- 前突した肩甲帯
- 体重負荷領域を変化させる能力
- 下顎を後退させる能力
- 明確な脊柱の前弯
- 胸郭上の正中線上での手遊び
- 自由な骨盤運動の始まり
- 股関節屈曲位で膝に触る能力，または股関節や膝関節を伸展する能力
- 正中線で両足を合わせられる

　姿勢能力発達レベルが非常に低い子どもにとって，Chailey臥位支持器具を使用して背臥位での治療を行うことが，かなり効果的である。頭部と肩甲帯の支持は肩甲帯を前突させるために用い，小さな腰椎支持具は脊柱前弯を促進する。一度この姿勢をとれば，股関節の屈曲と伸展を促進させることができ，また胸郭上の正中線上で両手を使って遊ぶこともできる。このような能力は，寝返りの前に学習される。子どもは，ソフトボールやラクロスをするように積極的に治療に参加することで良好な肢位を得られる。

腹臥位

　運動障害をもつ子どもたちが腹臥位で活動的および能動的に参加するためには，少なくとも臥位姿勢能力発達レベル4を達成できるようなポジショニングが必要である。これには次のような構成要素が含まれる。

- 腹部・大腿部・足部での体重負荷
- 手掌あるいは前腕での支持

- 骨盤の前傾，しかし固定していない
- 肩甲帯の前突
- 自由な頭部の運動と下顎を後退する能力
- 軸回旋運動を可能にする下部体幹から分離した頭部と上部体幹の運動
- 手と足を正中線上で使って遊ぶ

　姿勢能力発達レベルの低い子どもは支持されていないと，腹臥位を嫌うかもしれない。なぜなら，体重は主に上部体幹と頭部にあり，頭部を挙上することが困難になってしまうからである。このことを克服する簡単な方法として，体型に合わせた小さなくさびを使用する。これにより骨盤に体重が負荷され，姿勢が変化する。これは肩甲帯を前突の状態にし，前腕に負荷がかかるようにする（第4章第10節 接触支持面の影響の図114～116参照）。最初は，この姿勢を持続するために支えが必要かもしれない。しかし，子どもは骨盤への体重負荷を学びながら，徐々に安定性が増してくるであろう。子どもが脊柱を前弯して頭部を挙上し，また片手をリリースできる時，遊び始めることができる。そして，車で遊んだり，鏡をみたり，お話を聴いたり，両手を使って「いないいないバァー」をしたり，風船を膨らませたり，シャボン玉をみたりするような活動に参加できる良好な姿勢をとれるようになるだろう。

キーポイント

> 遊ぶための日中の姿勢や寝る時の姿勢，他の活動のための姿勢として，Chailey 臥位支持器具を腹臥位や背臥位に使用することができる。

　子どもの遊ぶ能力を最大限引き伸ばすために，おもちゃを手の届く範囲に置く必要がある。Chailey 姿勢能力発達レベルを用いることで，このようなことについて学ぶことができる。例えば，もし下顎を引き，肩甲帯を前突しているならば，胸部の上，正中線上におもちゃを置くと，両手で一緒に遊びやすくなる。もし，子どもがこのようなことができるなら，両手で遊ぶことができ，自分が遊んでいる物をみることができる。

　臥位姿勢能力発達レベルが低い子どもの場合，身の回りの介助を受けるためには，子どもが安心および快適で安全であると感じさせることが，特に重要になる。つまり，子どもが普段臥位になっている時の姿勢や接触支持面，皮膚に触れる部分のタイプの違いが，能力レベルに影響を与えることに留意しなければならない。例えば，身の回りの介助をする時，背臥位姿勢能力発達能レベル1の子どもを，入浴させてあげたり，おむつを交換してあげたり，更衣させてあげるために，快適に支えるのは難しい。服を着ていて，ある程度の接触支持面があると，レベル2の臥位姿勢能力を示すかもしれないが，裸では接触支持面に適応できず，レベル1に戻ってしまうかもしれない。このような場合，入浴用椅子の表面の素材，気泡の密度，形を工夫し，子どもが支持面に順応してリラックスし，より大きな接触面を得られるようにすると，姿勢能力発達レベル2や3に昇格させることができる。これは体重負荷の分布を均一にしていることになる。

Chailey 臥位支持器具

　Chailey 臥位支持器具は，子どもに少なくとも臥位姿勢能力発達レベル4に到達させたり，経験させることが可能であり，関節を中間位で休ませることができる。夜間の睡眠時に使用することで，筋の長さを維持するために必要とされる長期間のストレッチが与えられ，変形の主たる原因となる非対称的な伸張や短縮を防ぐことができる。

Chailey 臥位支持器具は，少なくとも臥位姿勢能力発達レベル4の下顎の引き，肩甲帯の前突，骨盤傾斜の中間位と適切な体重負荷を助ける。すなわち，Chailey 臥位支持器具による姿勢は対称的姿勢の生体力学的フィードバックを与え，運動のための安定した基盤を作り出す。

このように，全身の接触支持面で体重負荷を均一に分布させるので，褥瘡（組織外傷）の危険性を最小限にする。

Chailey 臥位支持器具は，背臥位・腹臥位の両方で対称的姿勢を与えるようにデザインされている。しっかりとした基盤とクッション性のある evazote の支えは，対称的姿勢で，身体に安定して一貫性のある支持を与える。このことで，柔らかくたわみのある支持面によって起こる非対称的体形の発達を妨ぐことができる。

次の図121，122は，腹臥位と背臥位の重力の作用を説明している。

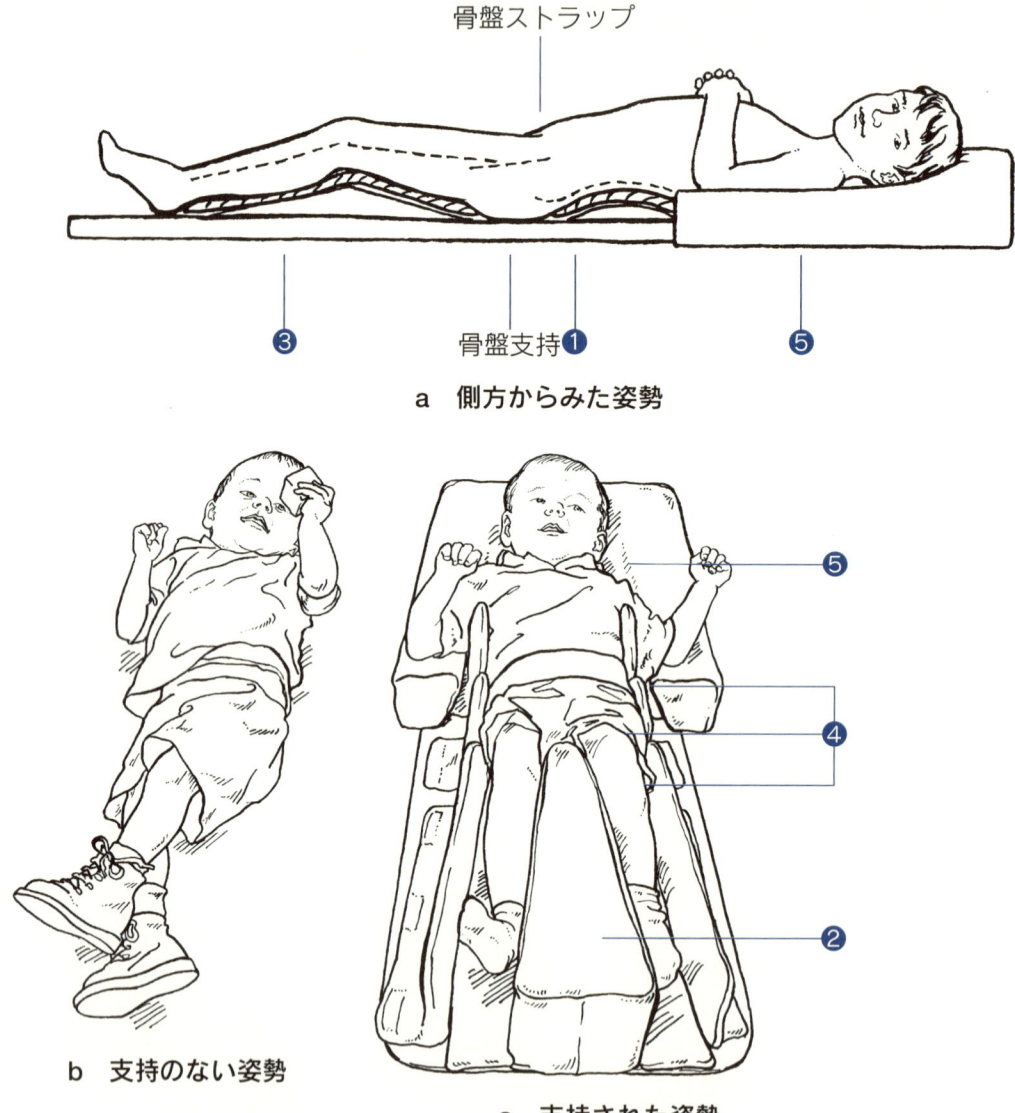

a　側方からみた姿勢

b　支持のない姿勢

c　支持された姿勢

❶上後腸骨棘（PSIS）から腰椎の先端に達する腰椎支持によって可能になった骨盤前傾
❷外転ブロック，側方支持，骨盤ストラップによって可能になった股関節軽度外転と対称的な骨盤
❸膝支持によって可能になった膝関節軽度屈曲
❹骨盤と胸郭の側方支持によって可能になった体幹の対称性
❺頭部と肩甲帯支持によって可能になった下顎の引きと前突した肩甲帯

図121　背臥位における Chailey 臥位支持器具の構成要素

骨盤ストラップ

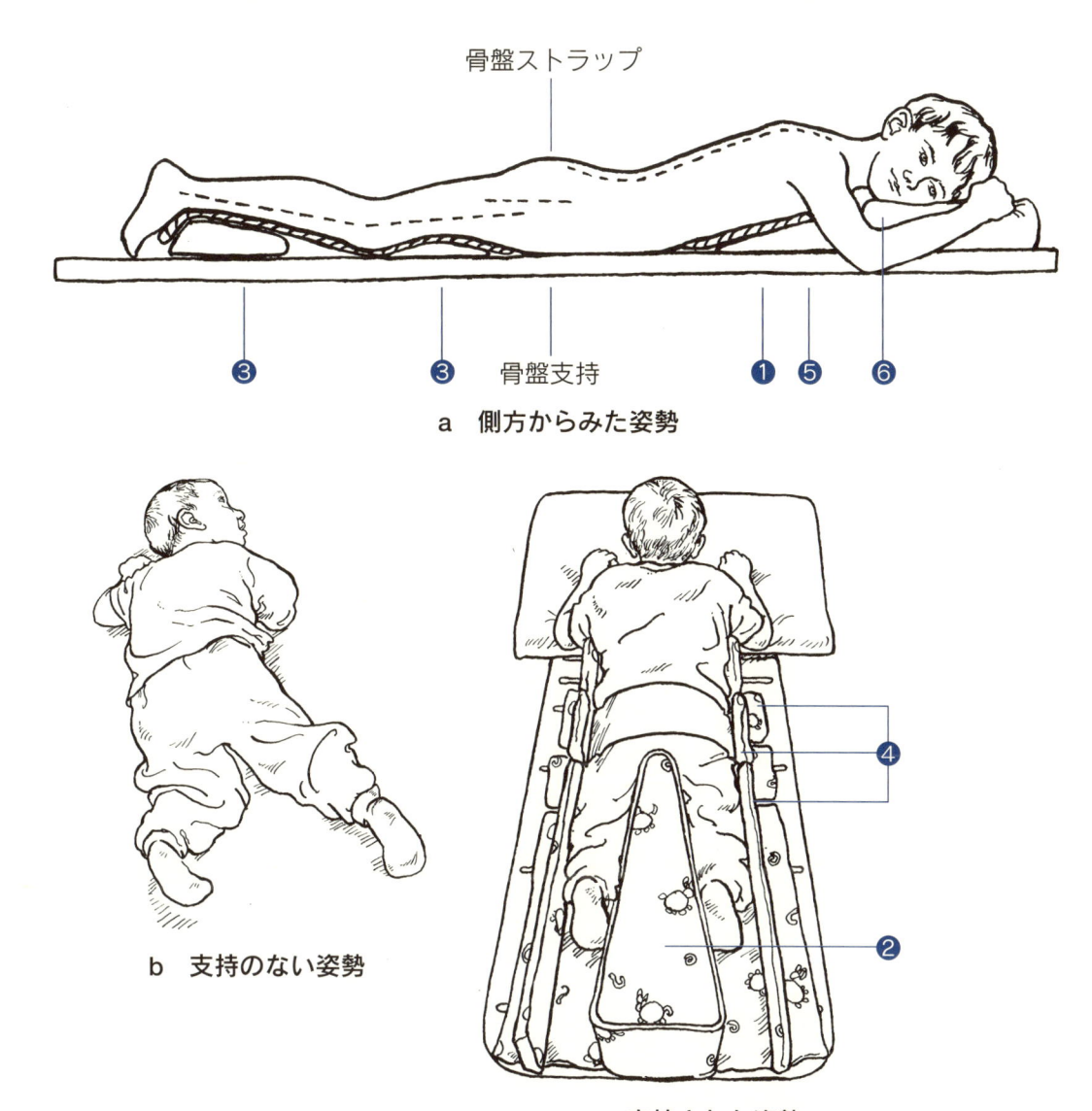

❸ ❸ 骨盤支持 ❶ ❺ ❻

a　側方からみた姿勢

b　支持のない姿勢

❹

❷

c　支持された姿勢

❶体型に合わせた胸郭支持具によって得られた骨盤前傾。これにより，体重負荷を体幹から骨盤の方向へ移動させるのを助けている。また，骨盤ストラップと側方支持によってこれを維持している
❷外転ブロック，側方支持，骨盤ストラップによって，可能になった股関節軽度外転と対称的な骨盤
❸大腿支持と脛骨部支持によって，軽度屈曲して支持された膝
❹骨盤と胸郭の側方支持によって，可能になった体幹の対称性
❺体型に合わせた胸郭支持具によって，可能になった前突した肩甲帯（腋窩から胸骨の下にいくほど細くなった胸郭支持）
❻前突した肩甲帯によって，可能になった下顎の引き

図122 腹臥位における Chailey 臥位支持器具の構成要素

睡眠時の Chailey 臥位支持器具の使用

　夜間の睡眠時姿勢として臥位支持器具を使用する前に，医療上の注意事項の有無を考慮に入れなければならない。臥位支持器具提供前に，これまでの睡眠傾向を把握しておくことを勧める。

　夜間に姿勢保持器具を使用することで，日中の機能的活動を十分遂行するのに必要とされている質のよい睡眠を与えなければならない。ちなみに，脳性まひ児は高頻度で睡眠障害をもっており，扁桃やアデノイドの肥大，そして脳幹の機能不全や延髄の問題により上気道閉塞が起こり，その結果，生じる睡眠時低酸素症

がおそらく原因であろう。

　子どものポジショニングは夜間の発作，胃食道逆流症，夜間の低酸素症を引き起こす胸部の感染症のような二次的危険因子を考慮に入れなければならない。この中には，背臥位で寝ることによって悪化するものもあるので，そういった場合，腹臥位のポジショニングがより好ましいかもしれない（Cartright, 1984；Martinら, 1995）。もしこのような因子があるなら，ポジショニング以前に適切な検査や治療をするべきである。なお夜間の低酸素症の危険がある場合は，夜間の酸素飽和度をモニターするべきであり，疑いのある場合には，子どもが背臥位支持器具を使用している間繰り返し，酸素飽和度のモニターを行うべきである。

　睡眠時に臥位支持器具を使用する理由は，われわれが多くの時間を睡眠に費やしているからで，弛緩した筋肉を伸張し，対称性を獲得するための理想的な時間だからである。

　腹臥位の睡眠時姿勢では，骨盤の対称性を維持しながら，頭部を自由に回旋することができるようにし，支持によって，子どもの臥位姿勢能力が十分高められなければならない。なお，腹臥位よりむしろ背臥位は，いくつかの理由によって睡眠時に推奨する姿勢である。

- 頭部と肩甲帯がより容易に正しい位置に並ぶ
- 頭部と上肢，下肢をより自由に動かせる
- より体温調節可能な姿勢である
- 子どもを対称的な姿勢にしやすい

Chailey 臥位支持器具の日中の使用法

　Chailey 臥位支持器具は日中の姿勢，特に年少児の遊びの時間の姿勢支持器具として使用するのがよい。臥位で活動することは，子どもたちにとってよい機会になり，また非対称性や伸展傾向を修正し，頭部や上肢，下肢の動きを助ける。さらに，いつもの睡眠時の姿勢と違う臥位姿勢を経験することもよい機会である。なお，腹臥位においては胸部に睡眠時に使われているよりも高いくさびを使うことができる。

Chailey 臥位支持器具と他の装具の同時使用の場合

　脊柱変形を起こす重力の影響は，臥位においてかなり減少している。Chailey 臥位支持器具は脊柱の対称性を維持するために，体型に合わせた接触支持面と側方支持を与えている。この2つの配慮をしているので，臥位において脊柱ジャケットを装着する必要性が減っている。まれに脊柱ジャケットを装着して臥位支持器具を使用する場合があるが，その場合は，支持は同じように体型の輪郭をかたどる必要がある。そうしなければ，子どもはとても不愉快になる。

症例検討

　Charlie は 15 カ月で，背臥位の臥位姿勢能力発達レベル1である。彼の体重負荷は身体の左側にかかっており，肩甲帯は後退し，下顎は前突，骨盤は後傾，股関節と膝関節は伸展している。Chailey 臥位支持器具にのせると，臥位姿勢能力発達レベル3と同様の背臥位の経験を与えることができ，すぐに肩甲帯と骨盤は中間位，下顎は後退，股関節と膝関節は軽度屈曲位になる。そして，上肢と下肢を動かそうとし始める。臥位支持器具に腹臥位でのせた時も同じことが起き，素早く接触面に対し頭部を上げ始める。母親は，4カ月の妹が床にいる時にしていることと比較して，Charlie の運動の仕方をみて喜んでいる。

6.4 座位姿勢

　子どもは，適切な暦年齢で座位姿勢を経験する。正常発達では，Chailey姿勢能力発達レベル3の座位能力を約7カ月目に発揮し始め，その後12カ月までの間に急速に発達し，他の姿勢から座位へ，またその逆の姿勢変換ができるようになる（レベル6，7）。正常発達のこの段階では床上座位をしているが，運動障害をもつ子どもでは，しばしば難しく，より個人にあった座面が必要で，年齢の高い子どもでは特にそうである。子どもが床上座位が困難であると，その理由を明確にしなければならない。ときには筋の長さの変化による場合もあり，その場合はそれを補うようなポジショニングが必要である。

　座位のための改良器具を提供する目的は，姿勢の支持を与えることで，少なくともレベル3の座位能力を実現させることにある。レベル3の子どもは対称的姿勢をとり，そのまっすぐな姿勢で骨盤の動きを制御できる。また，肩甲帯は前突してきて，上肢で体幹を支持し，安定させている。体幹の重心は，支持基底面の前方にある。座位姿勢で支えられると，子どもは体幹を前後に動かし直立位になり，それから基底面の中で側方に体重負荷し，その結果，レベル4を経験する。

　子どもがレベル1か2の座位能力であるなら，レベル3の能力を得させるために援助が必要となる。つまり，後方や側方へ倒れないようにし，不安定な姿勢を持続させる支えが必要となる。後傾した座位姿勢をとらせ，その姿勢で重心を制御できない子どもの場合（レベル5の座位能力をもつまでできない），力学的に不利な状態にあるといえる。そしてこの状況では，異常な運動パターンを使って重心を前にもってこようとするかもしれない。

　援助なしでレベル4の座位能力を獲得している子どもの場合，わずかな改良器具でレベル5に結びつく能力へ高めさせられるであろう。例えば，傾斜クッションを用いて，平らな座面上で坐骨結節を支え，大腿部を水平に保つことで，体重負荷を向上させられる。このことによって子どもは，能動的に骨盤を前傾方向へ起こし，基底面内でより容易に動くことができるようになる。もちろん，床からの座面の高さが正しい椅子が必要となる。さらに，上肢を肩より高く自由にリーチするのにも役立つ。いったんレベルが5に達した子どもは，椅子の高さが最も重要な点となる。そして，これで座位から他の姿勢への姿勢変換や，座位への姿勢変換が可能な次のレベルの練習ができる。

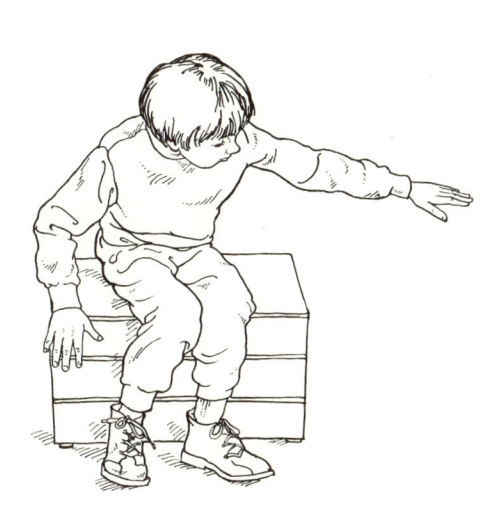

図123　平らな台に座る子ども　　**図124　傾斜クッションに座る子ども**

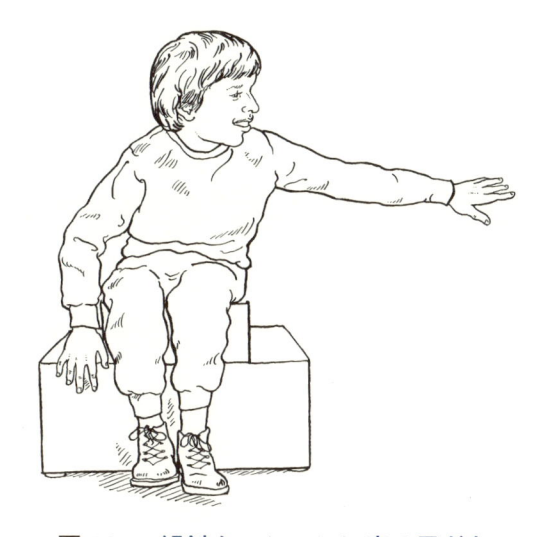

練習する機会

　座位の構成要素を注意深くみつめ，そして子どもが失っている技能を得るために必要な練習をどのようにしたら与えられるか考えてみよう。この時，臥位と座位の関連性を思い出し，他の姿勢においても，そのような技能を練習する機会を与えてみよう。このように筋力，安定性そして制御能力を向上させるためには，能動的な自動運動が必要である。正常運動パターンは，最も効率的で効果的であり，それが子どもにずっと練習してほしいものである。

　以下の項では，レベル4の座位姿勢能力の構成要素を得るために，正しい支持を提供する過程について述べていく。

床上座位座面装置

　床上座位は，小さな子どもが遊んだり，移動しやすい座位姿勢である。これは，座位を学習するうえで，正常発達の一時期にみられる姿勢である。床上座位座面装置は，4歳までの子どものため考え出され，レベル4の床上座位姿勢能力を獲得できるように設計されている。この座面装置では，骨盤を直立位に前傾および股関節を外転・外旋させ，基底面の前方へ体重移動をさせた座位姿勢をとらせる。この姿勢は，体幹の制御，股関節や骨盤周囲筋の長さの維持を含めた座位姿勢能力の発達の基礎を与える。この姿勢支持によって，上肢は体重支持の役割から解放されるので，子どもは手を使って遊ぶことができる。装置では，子どもを簡単に座らせることができ，ストラップは必要なくなる。なかには安全性のためにストラップを利用することもある。

　床上座位座面装置の構成要素は，次のようなものである。
- ぴったりと適合した骨盤支持
- 坐骨結節を支えるための平らな座面
- 骨盤の動きを可能にするため，大腿部を軽度屈曲位で支持する傾斜した支持面
- 両下肢の間に設置する小さな台（ポメル）
- 胸郭側方の支持
- 支持面の後方への体幹の動きを経験できる可動性のある背もたれ

　床上座位座面装置の中で，子どもは膝関節を屈曲・伸展でき，骨盤を前傾から中間位まで動かし，基底面の中で体幹を回旋させ，基底面の前方へ体重移動ができ，そこから戻ることもできる。そして前方や側方へ動き，座面から離れて腹臥位へ姿勢変換できる可能性もある。

> **質　問**
> 1. レベル4の座位姿勢に到達するために，器具を必要とするような構成要素には，どのようなものがあるか？

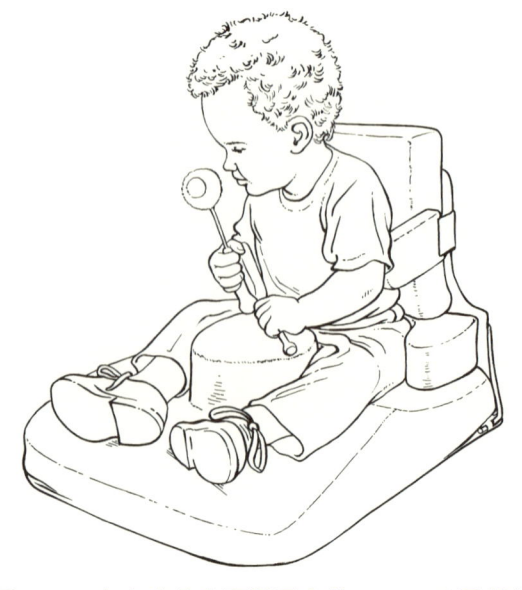

図125　床上座位座面装置を使っている子ども

CAPS II 座位システム

この CAPS II 座位システムによって，子どもは座位において安定した支持基底面を得ることができる。これにより対称的な姿勢を維持し，支持なしでの能力より，より高いレベルの能力で自動運動を制御できる。これは少なくともレベル 4 の座位姿勢能力に匹敵するように設計されている。また，これは自走式車いすや電動車いす，屋内用の移動機器を含めた支持面が水平なものならなんでも利用できる。

> **演習課題**
> 「第 2 章 Chailey 姿勢能力発達レベル」を復習し，椅子座位レベル 4 の構成要素を書きだして下さい。

レベル 4 の座位姿勢に到達するために，器具を必要とするような構成要素にはどのようなものがあるか。
- 回旋や傾斜を伴わず，骨盤を中間位から前傾位まで動かす
- 股関節・膝関節・足関節が 90 度屈曲位で，大腿部が水平になっている
- 大腿部が水平になるために足部を補高する
- 股関節の内外転・内外旋を伴わない中間位に保つ
- 体幹の対称性
- 肩甲帯の前突
- 頭部と体幹が一直線になっている
- 下顎を引いている

どのようにして，この構成要素を達成させるのかを，次の図 126 を使って説明する。

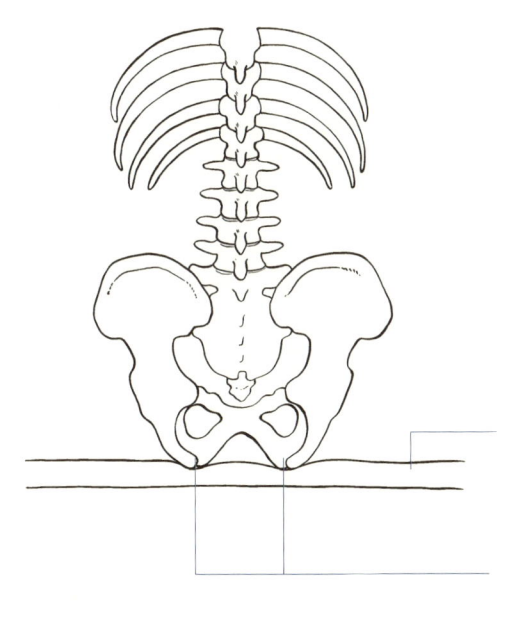

座面のクッションは，平らで安定した支持面が必要で，座面クッションの水平面部分で坐骨結節を支える

これにより骨盤は傾斜せず，中間位から前傾位で支持でき，運動のための対称的で安定した位置になることができる

図 126 水平面での坐骨結節

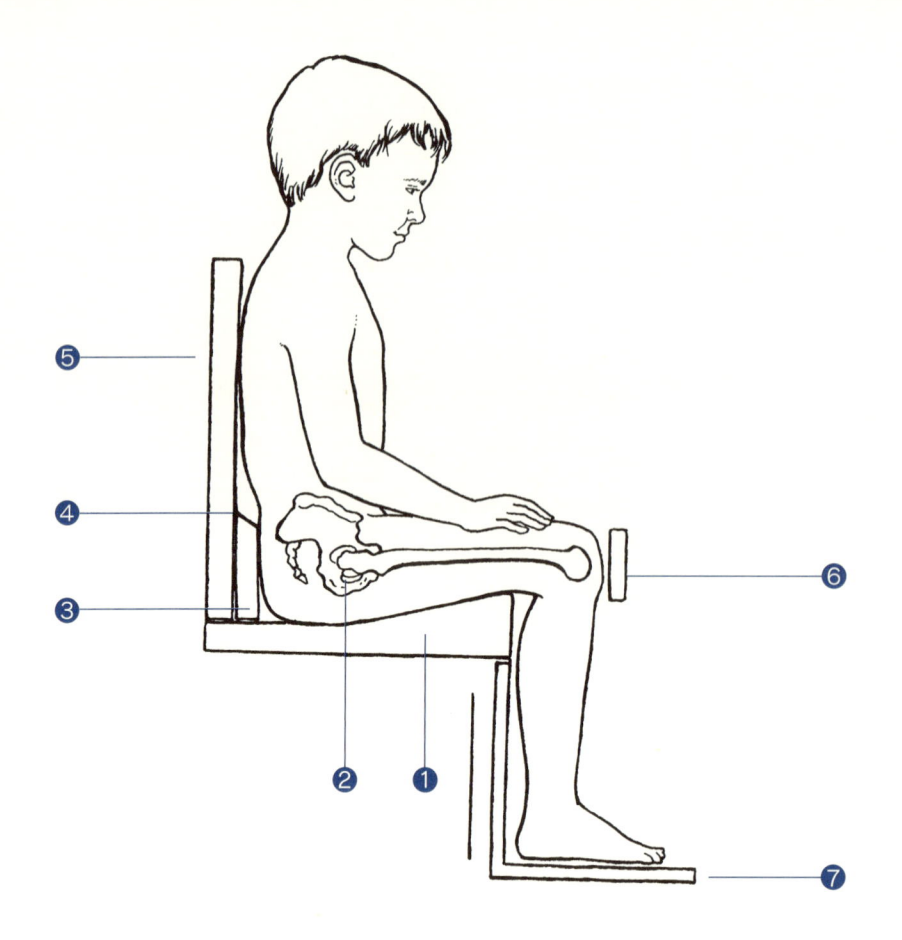

❶ 坐骨結節の下を水平に支えるクッションを用い，臀大腿溝（臀部）から前上方へ向かって15度傾斜している．これは，大腿部周径が大腿近位部（鼠径部）と遠位部（膝窩部）で異なることに対応させており，これにより大腿骨を水平に支えられる
❷ 座面の奥行きは，股関節・膝関節を90度屈曲位で保持できる長さとし，これにより安定した座位支持面の上に体幹がくるようになる
❸ 仙骨パッドは，背もたれから前方に突き出して取り付け，体幹周径の違いに合わせ，同時に骨盤を直立位に維持させておく
❹ 仙骨パッドは，座面クッションから腰仙椎接合部までの高さとする．さらに側方にも弯曲させ，膝ブロックとともに骨盤と仙骨を支持する
❺ 座面から90度起きた背もたれは，体幹を直立位で支える．さらに側方にも弯曲させ，体幹側方の安定性を与え，肩甲帯の前突も促す
❻ 膝ブロックは，骨盤と股関節を中間位に保持する
❼ 足台の高さと位置は，大腿骨を水平位に保ち，股関節と90度屈曲した膝関節，足部とのアライメントを整える

図127　基本的部品

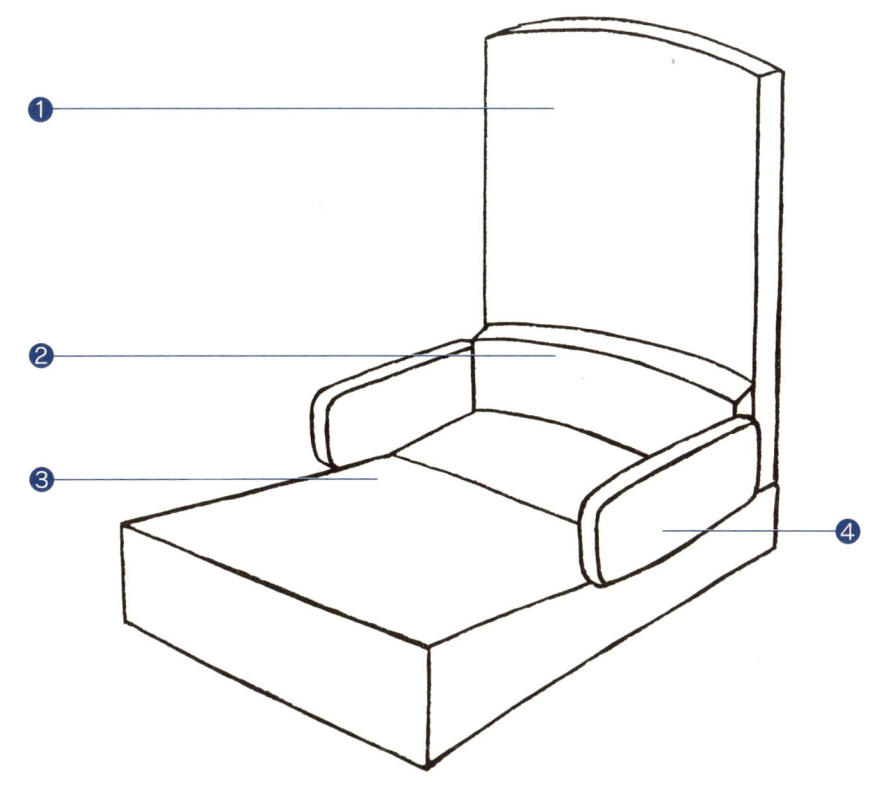

❶ 弯曲させた背もたれは，骨が突起している体の凸部分も支えることができるように，弾力性に富み，低密度(非常に柔らかい)のクッションを貼り付けておく
❷ 側方へ弯曲している仙骨パッドは，骨盤を対称的で正中位に保持するために設計し，高密度(きわめて固い)evazoteクッションでつくられている
❸ 15度の傾斜のついた座面クッションは，高い弾力性と高密度(しっかりとしていて，しかも快適さ)があり，しっかりとした平らな安定支持を与えている
❹ 調節可能な骨盤側方支持は，大腿骨側方のアラインメントを整え，骨盤を対称的な位置に保持するため，大転子部分を圧迫している

図128　座面の基本的部品

　上記の構成部品は，座面の奥行きが骨盤を直立位に維持できるような正しい長さである時のみ，機能を発揮できる。座面の奥行きは，大腿骨の成長や能力の変化に合わせて調節できる必要がある。骨盤ベルトは，子どもが立ち上がったり，身体を突っ張って座面から外れないよう安全性の目的で，下後方へ引っ張るように設計されている。

6 臨床への展開

　股関節と骨盤の動きは，制御することが最も難しく，安定した座位を得るためにはきわめて重要となる。対称的な姿勢をとり，保持するためには，股関節周辺の12方向への運動すべてを制御する必要がある。

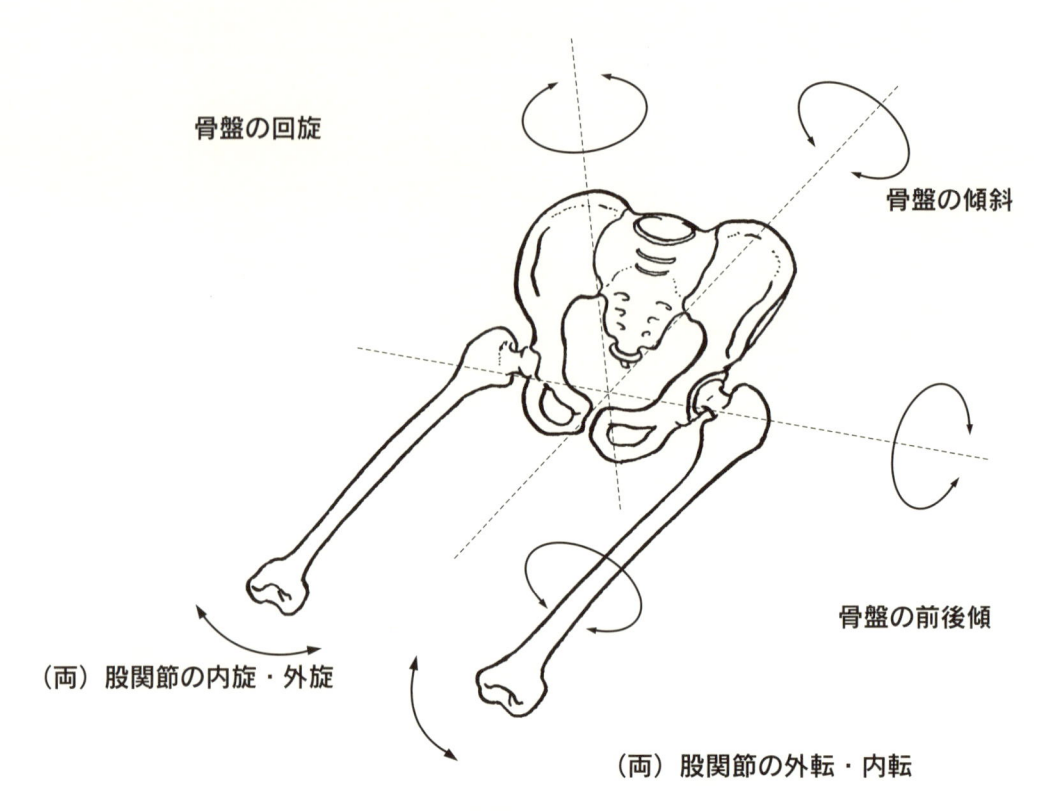

図129 股関節周辺の12の運動

（図中ラベル：骨盤の回旋／骨盤の傾斜／骨盤の前後傾／（両）股関節の内旋・外旋／（両）股関節の屈曲・伸展／（両）股関節の外転・内転）

　まず，座面が正しい形と寸法であり，後方からの仙骨パッドや，側方の支えが設定された段階で，最後の構成部品である前方からの膝ブロックを取り付ける。これらの要素が共同して，骨盤の前後傾，回旋，傾斜および股関節の位置を制御する。

　ここで，骨盤を中間位から前傾位，股関節中間位を維持するために，大腿骨を介して股関節の方向へ力を加えるために膝ブロックを用いる。股関節は，第5腰椎から第1仙椎より下に位置し，結果として仙骨パッドの上端の高さより下に位置させる。そして，骨盤を直立に起こした姿勢を保持するために，仙骨パッドと膝ブロックの力を均等にかつ反対方向にかける。

重力が下方向へ作用する

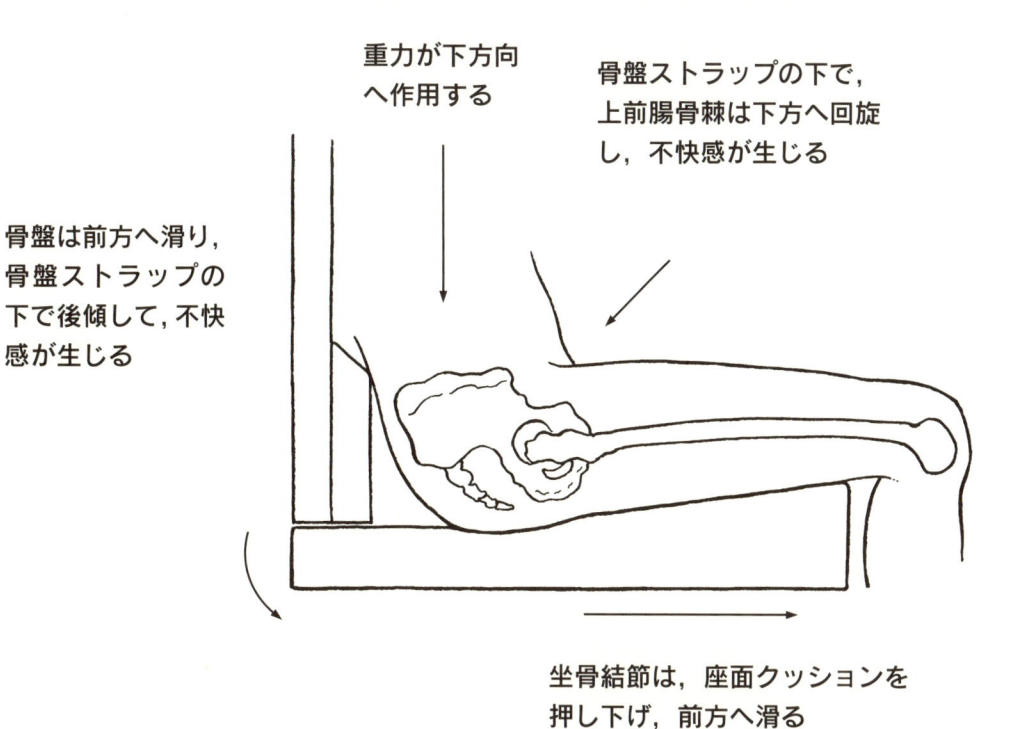

骨盤ストラップの下で，上前腸骨棘は下方へ回旋し，不快感が生じる

骨盤は前方へ滑り，骨盤ストラップの下で後傾して，不快感が生じる

坐骨結節は，座面クッションを押し下げ，前方へ滑る

図130　骨盤の傾斜を維持させることができない骨盤ストラップ

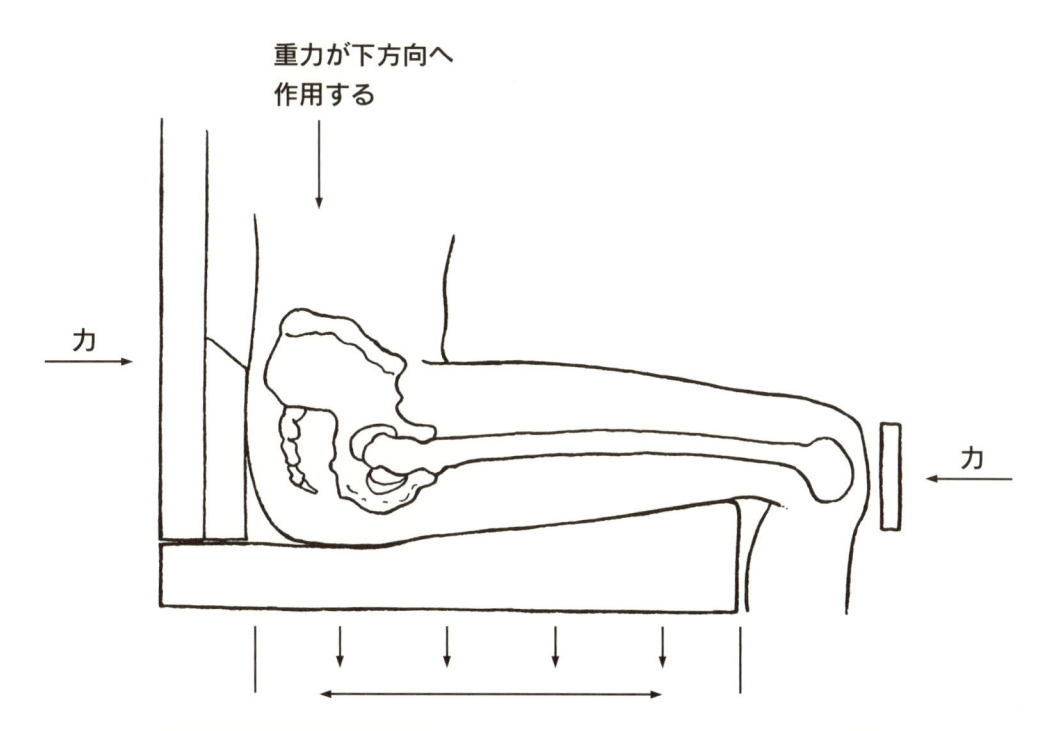

重力が下方向へ作用する

力

力

座面の奥行きが適切な長さであり，骨盤を中間位に保持し，骨盤の後傾方向や，前方へ滑る動きを軽減している。このことで膝や仙骨部に作用する体幹重量の水平方向への要素を最小限にしている。また，座面で支える体幹重量の垂直方向への要素を最大限にしている

図131　膝ブロックと仙骨パッドを用いて修正した骨盤の位置

仙骨パッドや膝ブロックの力は，骨盤が中間位の時，最小となる。もしも座の奥行きが適切でなく，前かがみの姿勢で崩れているならば，力は最大となり，耐えられないところまで増大していく。

膝ブロックは，内側・外側のパッドによって股関節内・外転方向を制御する。それぞれのブロックは個別に調節できる。また，脛骨粗面からの圧を軽減させるために，膝ブロックを内側または外側に5度ずらして取り付けると，膝関節への負荷を取り除くことができる。

足台の位置は，膝パッドの正しい使用のためには重要なものであり，股関節の屈曲・伸展・内旋・外旋や，膝部を通して与えられる力に影響を及ぼす。

膝ブロックの利用

「風に吹かれた股関節」への膝ブロックの利用

レベル2の座位能力をもつ子どもは，対称性を獲得する必要があり，股関節や骨盤の非対称性をもつ危険性は，この能力レベルの特徴としてよくみられる。膝ブロックは，この非対称性を修正する重要な役割をもっており，膝ブロックが個々の膝関節に合致させることができる場合のみ，非対称性の修正は可能となる。

膝ブロックは，骨盤および股関節の非対称性の修正，制御もしくは非対称性の進行を予防するために用いることができる。次の図132をみてみよう。

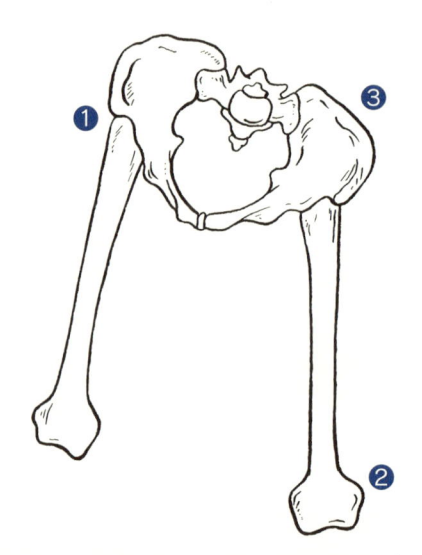

❶右股関節は，内転して，脱臼の危険性がある
❷左股関節は，外転している
❸骨盤は外転している側で，前方へ回旋している

図132　回旋した骨盤と「風に吹かれた股関節」

次の図 133 は，膝ブロックが非対称性を修正するために使われている。

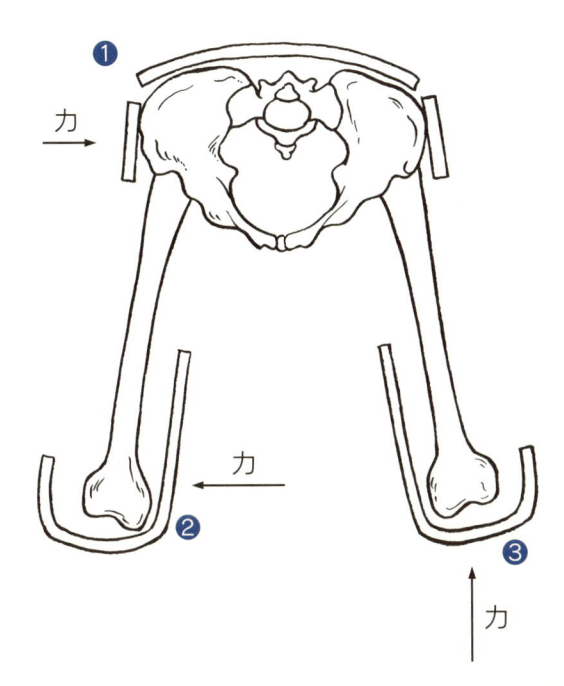

図133 修正された骨盤と股関節の位置

❶ 骨盤は座面クッションの平らな部分に位置し，かつ骨盤の側方支持と弯曲した脊柱支持とでつくられた後方支持との間の中央に位置する
❷ 内転位の股関節は，大腿骨内側上顆に加わる外転方向の力によって中間位の方向に動かされる。膝の前部分は膝ブロックと接触してないため，膝からこの内転位の股関節へ力がかかることはない
❸ 同時に，反対側の外転位の大腿骨遠位端から後方へ力がかかり，骨盤の回旋を元に戻すように保持し，股関節を中間位に運んでいく

膝ブロックがもたらす力は，仙骨パッドや骨盤の側方のパッドからの力で中和している。

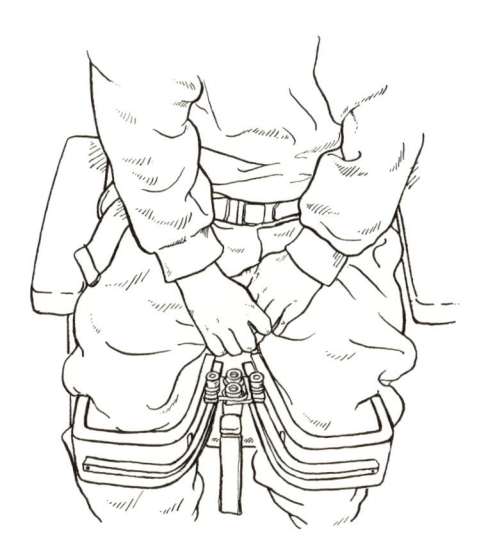

図134 使用中の膝ブロック

股関節亜脱臼に対する膝ブロックの使用

　脚長差は，子どもの姿勢評価時，はっきりとわかるはずである。これは外見上の短縮であり，骨盤の回旋や傾斜，または大腿骨の後方偏移によって起こる。どちらも，反対側より一側が短くなることによる。なお，複合的検査やX線が，短縮の原因解明の助けになるだろう。

　姿勢が非対称である場合は，大腿骨を最適な位置に設定・維持できるように，個々の膝支えを調節できることが重要となる。これにより，適切な股関節のアライメントおよびその後の発達が促進されるだろう。

　股関節の亜脱臼や脱臼をもつ子どもが，不快さや痛みの徴候を示す場合は，すぐに診断・評価をしなければならない。一時的に膝ブロックの使用を中止し，矯正力のレベルを減らす，または一側だけの膝ブロックや両下肢の間に設置する台（ポメル）の利用などを考える必要がある。そして，不快さや痛みが完全に除去されたと確信するまで，このような状況を非常に注意深く監視しなければならない。

股関節脱臼に対する膝ブロックの使用

　子どもの股関節が脱臼しているが，痛みや苦痛を伴わないならば，骨盤を中間位に保持したり，二次的な脊柱の側弯を防ぐために，膝ブロックを使う意味があるかもしれない。この場合，膝の前にわずかな隙間をつくることで，膝ブロックによる股関節に伝わる縦方向の力がなくなることを確実にする必要がある。ときには，完全な膝支えの膝ブロックより，簡単な中央部パッドのほうが好ましいこともある。なお，両側の股関節が脱臼している場合，よいアライメントを保ちながら，股関節へ縦方向の力が伝わらない調節可能な外転方向への張り出しがあるポメルが，よりよい選択肢となるかもしれない。

外科手術後の膝ブロックの使用

　手術の目的は，股関節外転筋の長さや張力を再びつり合わせるためであり，股関節の亜脱臼を生じる非対称的な力を防ぐためでもある。

　また脱臼した股関節修復のために，大腿骨や臼蓋骨の再生が行われ，いったん股関節が回復すれば，膝ブロックは最適な肢位を維持するために，手術後使用される。

　このように，膝ブロックは，股関節の痛みの除去目的の術後の禁忌ではない。手術によって得ることのできた矯正を維持するには必須の器具である。しかしながら，術後一定の期間は非常に注意深く設定し，頻回な監視が必要である。

体幹の対称性と支持

　胸郭の支持は，体幹の側方のアラインメントを維持する助けとなり，ポジショニングが正しければ，座位の支持基底面上に体幹を自発的に前傾させることができる。

　座位での体幹の対称性は，安定した支持面により，より容易に達成されることはすでに述べてきた。肩甲帯の前突には，体幹の安定性が必要である。これは身体に合わせて弯曲させた背もたれと，前腕の高さに合わせたトレイによる支えがあれば助けられる。その上，前方のトレイにつけた垂直な支えを体幹に密着して使用させることができる。これは，さらに肩甲帯の前突を可能にする。

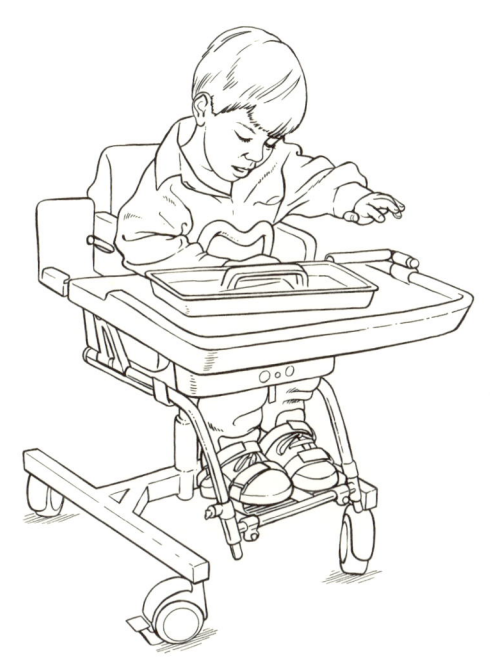

図135　前方支持とトレイを使っている子ども

　座位での安定した支持面，体幹の支持，肩甲帯の前突は，体幹と頭部のアラインメントを改善させる基盤となる。これにより，頭部・腕・手の自発的な動きが促進される。さらに，背もたれに取り付けた頭部支持（ヘッドレスト）が頭部の安定性を助ける。

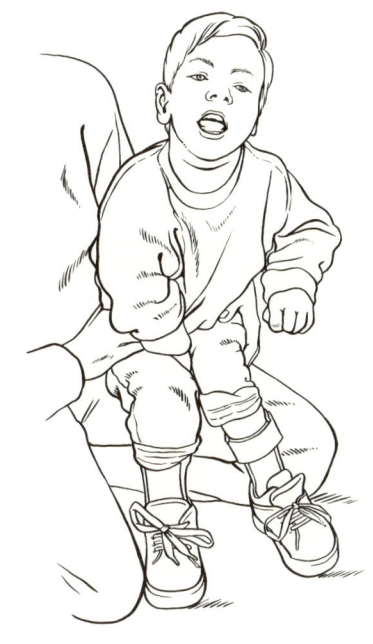

図136　わずかに座位の支持をされている子ども

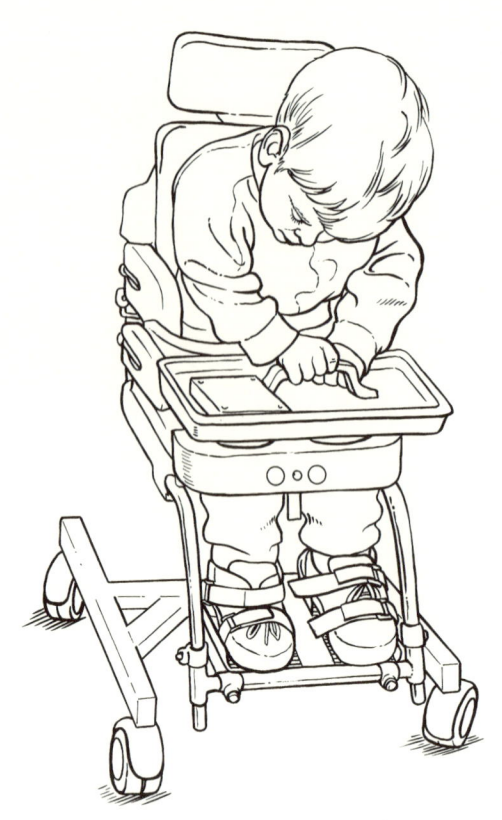

図 137　同じ子どもが CAPS Ⅱ 座位保持装置を用いて姿勢のコントロールが改善している姿

脊柱ジャケット

　子どもの脊柱側弯が進行する危険性があり，またシーティングの備品で姿勢を支持できない場合，シーティング装置でジャケットを使うことは珍しいことではない。もし，常にジャケットを使うならば，上前腸骨棘を覆い，きっちりと適合させなければならない。しかし，前方下部を切り落とすことができるので，ジャケットが大腿上部を圧迫しないようにして，快適に垂直な座位がとれるようにできる。

　脊柱ジャケットを効果的に機能させるには，下端は腸骨稜を覆わなければならない。下端が長すぎて，座面後部にあたり，体重負荷に影響していないか注意しなければならない。また，シーティングシステムの背もたれのクッションは，しばしば仙骨パッドが不必要になるため，ジャケットに合わせて改造する必要があるかもしれない。ただしシーティングシステムによる座位で脊柱ジャケットをつけている時，ジャケットは仙骨パッドとしては機能するが，骨盤の側方や前後傾の制御には働かない。

　脊柱ジャケットの背面の下側は，過度に張り出さないように十分気をつけなければならない。こうすることで，子どもを十分に座面後部に座らせることができ，座面とジャケットが一緒に働き，直立姿勢を背面から支持することができる。ここで，骨盤や股関節の位置を適切に維持するためには，骨盤側方支持を装着する必要があり，膝ブロックを正しく調節しなければならない。このように，脊柱ジャケットは，それのみでは骨盤や股関節の位置を制御するには十分ではない。

Lynx 背もたれ付き CAPS Ⅱ

　脊柱にさまざまな程度の変形をもち，骨盤水平位で座ることができる子どもや大人のために，今は CAPS Ⅱ の座面に Lynx 背もたれを装着できる。これは，体型

に合わせた背もたれ付きのモジュラーシーティングシステムの利点がある。Lynxは，X型部品を連結させてつくられているシート（敷布）である。この連結によって，連続した三次元の接触支持面をつくり，体型にしっかりと適合させることができる。Lynxシートは，CAPS II の背もたれ部に貼り付けるだけで完成した背もたれにはカバーも付けられる。このようなシートは，器具製作所で購入することができる。

> **症例検討**
>
> 　Becky は，2歳で snug seat に取り付けた minicaps（子ども用バギー）を使っている。Becky は，保育園への往復時や昼間過ごす保育園でのすべての活動時にこれを使っている。Becky は，レベル2の座位姿勢能力なので，完全な支持と制御を与えてあげる必要がある。保育士は，Becky の頭がいつも前に落ちているため，ヘッドレストの調節が必要であると気づいていた。しかし，本当の問題は，座面の奥行きが長すぎるため骨盤が後方へ落ち，後傾していることであった。また，座面は後方へ傾いていたので，まっすぐに座ることをさらに困難にしていた。レベル2である Becky は，骨盤の位置を自分で変える能力をもっていない。そのため体幹は，骨盤の上で丸くなり，それが頭部の制御や体幹の動きを難しくしていた。そこで座面の奥行きを小さくし，骨盤を中間位で支え，座面を水平にすることで，まっすぐに座ることができ，頭部を制御できるようになった。これで Becky の座位能力をレベル3にし，今では体幹を前方から直立位まで後方に小さく動かす練習を始めている。

6.5 立位姿勢

　立位は最も不安定な姿勢で，立位姿勢を維持するためには，最も高度な協調性とバランスが要求される。臥位や座位と同様に，体重負荷構造のための骨格系の正常発達を促すためにも，子どもが最適な歴年齢（10〜12ヵ月）で立位を経験していくことが重要である。そのため，一人で立位をとったり，立位を保持し続けることが困難な子どもたちに，立位支持器具を使用することで運動能力を促し，筋の長さや関節の機能性を維持し，骨密度減少の危険性を軽減し，手の機能を向上させていく機会を提供できる。

　発達の早期段階において，正常な運動パターンを促す立位姿勢は，他の発達技能に大きな影響を与える可能性をもっている。子どもが自分の支持基底面を超えて体幹を前傾させた安定姿勢を経験することによって，効率的に両手が使えるようになる。正常な生体力学的応力もまた骨の構造，成長の方向性，関節の適合性などに影響を与える。

　立位支持器具を使用しながら能動的に活動することは，子どもに心地よさを与え，運動の制御の学習や筋力の発達にとって欠くことができないものである。

活動のための立位姿勢能力発達レベル

　手を使った活動に子どもが参加するためには，立位姿勢能力発達レベル4が獲得できるようにポジショニングされたり，支持される必要がある。このことには，以下の要素が含まれている。

- 両手・両足を通しての体重支持
- 基底面内で動くことができる能力
- 体幹と頭部が垂直位であること
- 肩甲帯の前突位
- 遊ぶ時に片手を自由に使える能力
- 骨盤の前傾
- 骨盤の幅と同じか，それより広い幅での立位基底面
- 片足での運動

　立位姿勢能力発達レベル1，2および3にいる子どもには，多くの場合，一人以上の人間の補助や別の物にもたれかからせるようにして立位姿勢を制御する必要がある。この段階における治療の目標は，骨盤が中間位の状態から前傾位の状態になることである。そうすることで体幹の重さが立位基底面の上にのり，下肢・足部を通しての体重支持能力が増していく。そして，体幹の重さが基底面の上から前方へと動くことによって，肩の前突も容易にできるようになる。

　この姿勢から子どもは立位基底面内で体幹を動かし始め，前方に身体を傾けた姿勢から身体を真っ直ぐ起こした姿勢をとることができるようになる。そして，この姿勢こそが手の活動にとって最適な姿勢となる。

　レベル4と5にいる子どもは自身の基底面内，次いで基底面外で運動を発達させていくことができるような姿勢制御が必要になるが，それらは基底面内の前後の動きから体幹の回旋を伴ったもの，そしてついには側方の動きといった流れでできるようになる。

練習の機会

立位支持器具が立位姿勢能力発達レベル4の状態を作り出すことができるならば，子どもをその状態に設定することで，さまざまな活動に参加する準備が整い，自発的に運動技能を伸ばしていくことができる。

Chailey 立位支持器具

Chailey 立位支持器具は，今まで述べてきた要素を満たしながら支持された立位姿勢能力発達レベル4が実現できる。このためには，支持を受ける以下の要素を考慮することで達成される。

- 子どもが自らのることができる高さにある水平で，しっかりとした立位支持面
- 最適な立位支持面を作り出す調整可能な足部支持台
- 体幹と大腿部の形に合わせている支持板。これは股関節のところで垂直から10度わずか前方に角度が設定してある。この支持板は支持面上で体幹を前傾させ，その形状から股関節の屈曲がある程度可能なようになっている。この支持板の表面は十分な柔らかさがあり，自発的な股関節の伸展や骨盤の前傾ができるようでなければならない
- 骨盤の安定性と対称性を維持するために，大転子を覆うようにしてあるしっかりとした側方支持板
- 股関節を若干外転位に保持し，両膝の間にも余裕を生み出す外転ブロック
- 骨盤を中間位から前傾位で安定させる骨盤ベルト
- 体幹の側方対称性を制御しながらも，自発運動ができる余裕がある幅となっているしっかりとした胸郭外側支持
- 体幹の運動，肩甲帯の前突，そして上肢の自由な運動ができる余裕がある，柔らかで細めの胸郭前方支持
- 緩めの胸部ベルトは運動ができる余裕があるが，安全性のために使用される
- 肘の高さで設定されたテーブルは，適切であれば前腕で支持できる

自発運動は，支持されている状態で促される必要がある。そうすることで効率的な運動パターンが選ばれ，練習されていく。その結果，子どもは新しい運動パターンを学び，筋力も増してくるようになる。

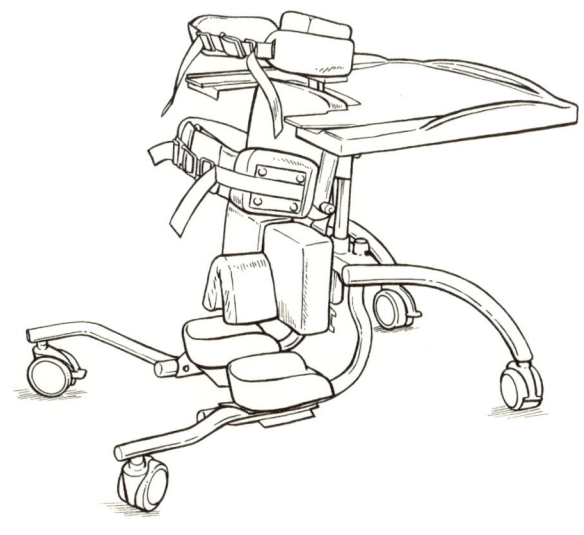

図138 Chailey 立位支持器具

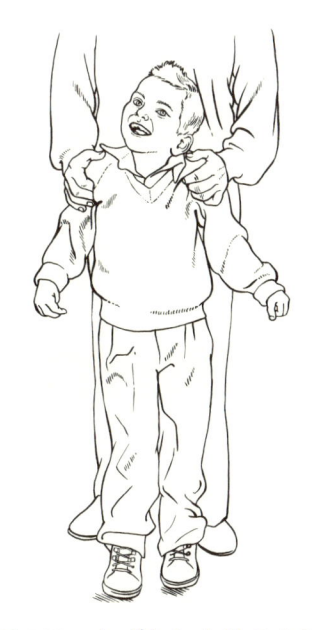

図139 わずかに立位の支持をされている子ども

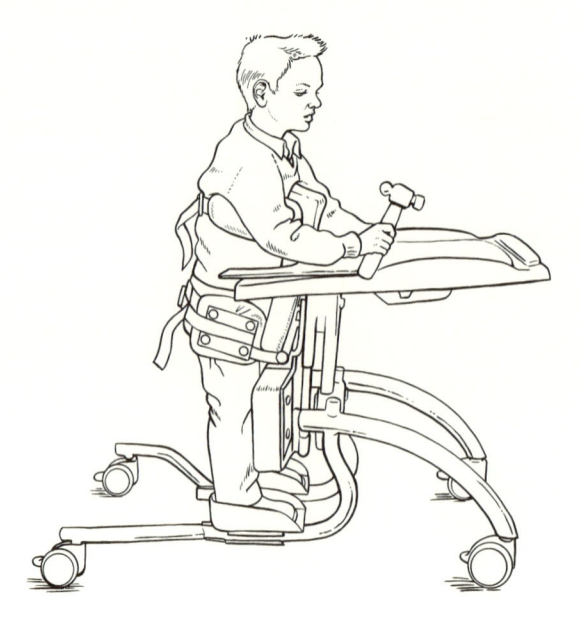

図140 Chailey 立位支持器具に乗る子ども

　子どもの立位能力が評価されたならば，子どもの姿勢にとって必要な要素を満たすように姿勢を設定することができる。Chailey 立位支持器具の支持レベルは，さまざまな能力に応じて調整可能になっている。

　立位姿勢能力発達レベル 1〜4 にいる子どもたちには，大腿・骨盤・体幹を支持した垂直位の姿勢をとることで，骨盤の前傾と安定性を向上させることができる立位支持器具が必要である。そして，子どもは基底面の上で体幹を前傾させた姿勢を保持することができ，肩甲帯の前突や頭部と肩のアライメントの向上がもたらされる。このようにして，姿勢が設定されたならば，支持された状態での運動を励ましてあげることができる。そして，筋力が発達してくるに従って子どもは前傾している状態から体幹を垂直に起こす運動を制御し始める。

　立位姿勢能力発達レベル 5 にいる子どもは，何かにつかまりながら自分の身体を引き上げる練習や基底面の外での体幹の制御を練習する必要がある。その後，子どもは立位で足を踏み出すようになり，つかまりながら側方への伝い歩きを始める。

　この段階ではもう少し安定性が必要となる子どもがいるが，立位支持器具を用いると，子どもは立位での活動や手の使用を練習することができる。そこで，胸郭と胸郭外側支持を取り払うことで，大きな体幹の運動と筋力の発達を促すことができる。

　このように適切な支持を得ることで子どもは，さらに高度な運動パターンを選んで，練習する機会をもつことができる。ここでしっかりと覚えていてほしいことは，立位支持器具がない状態よりは使用している状態のほうが，より高い能力を発揮できるということである。このことは立位支持をした状態での Chailey 姿勢能力発達レベルを評価すれば了解できる。

　また，立位支持器具のテーブルは，例えば，体育活動，砂箱，机での集団活動などの場面に応じて，使用したり取り外したりすることができる。

　子どもの中には，前部体幹支持があることで頭部の制御や手の使用能力が向上する場合がある。このような場合には，この支持具を子どもの追視や注視の向上のために使用することができる。子どもが支持を受けながら，遊びのために手を自由に使えるようになった時にスイッチなどで遊んだり，操作したりすることができ始める。

多くの子どもにとって立位と姿勢変換能力を維持することで，移乗と更衣活動が容易となる。このように，立位支持器具の使用は，支持を受けながら可能になる自発運動を促していく。

> **症例検討**
>
> 　脳性まひをもつ Jack は，下肢よりも上肢により強く障害が現れている。立位になることに援助は必要だが，立たせてもらえるとその姿勢を保持することができ，その状態から下肢を動かすことができるようになってきた。立位姿勢能力発達レベルは 4 で，もたれかかれるような所で立位にされると，その状態を保持することができる。ここでは，肩甲帯は前突し，片手を離すことがちょうどできるようになってきたが，長い間手を離すことにはまだ不安がある。この立位姿勢能力発達レベルでは，立位を保持しながらおもちゃで遊んだり，手でスイッチを操作したりすることが難しく，バランスをとることに集中しなければならない。Jack は立つことが好きで，胸郭支持を外した Chailey 立位支持器具を使用している。Chailey 立位支持器具を使用することで，両手を自由に使うことができ，両手を肩よりも高く挙上することも可能である。そして，基底面よりも外側に体幹を出していろいろな方向に動かし，また元の位置に戻ることができる。教室では美術の時間，砂遊び，読書の時間に Chailey 立位支持器具を使用している。治療場面では，上部体幹の筋力強化と技能を高め，スイッチ操作の練習を行っている。

すでに変形をもつ子どもたちのための立位支持器具の使用

側弯あるいは後弯

　立位で可能な限り最良な姿勢を得るためには，脊柱ジャケットの使用が必要な子どもたちもいる。不快とならないように側方骨盤パッドの高さと骨盤ベルトの位置を調整する必要があるかもしれない。ただし，身体があたる所には柔らかなクッションがあり，ある程度の快適性をもたらしてくれる。

膝関節と股関節

　骨盤，股関節，膝関節での変形の程度によって，立位支持器具での適切な姿勢をとることが困難な場合には，立位支持器具を使用することで得られる利点がどのようなものなのかを考慮する必要がある。さらに，子どもの立位姿勢能力発達レベルと治療目標を再評価することで，臥位のように他の姿勢で拘縮を減少できる方法が発見されるかもしれない。

装具の使用

　Chailey 立位支持器具は正常運動パターンを促すことを目的に考案されており，立位支持器具で装具を使用している場合にも考慮されるべきである。ここで「第 4 章第 4 節　運動学習理論」を見直してほしい。姿勢制御は，バランスを保持しようとして下肢を通して起こってくる。可動性がない短下肢装具を使用することで，足関節・膝関節の動きが制限されるので姿勢制御の出現が抑制される。ただし，過剰な回内を制御するには，足関節が可動する装具を使用することが望ましい。

　立位支持器具使用中に，脊柱ジャケットを着用するのは不快な場合もある。Chailey 立位支持器具は，座位システムよりも前部での支えがより充実しているので，脊柱ジャケットを使用している多くの子どもにとって，短時間であればジャ

ケットを着用しなくても立位活動でしっかりとした脊柱の状態が維持できるようになっている。子どもの中には，立位支持器具を使用している際にもジャケットの着用が必要となる場合がある。これは，ジャケットの必要性について処方された状況によるものでジャケットを着用する必要がある場合には，ジャケットに合わせてクッションの形を調整する必要があるかもしれない。

立位保持の頻度と時間

姿勢ケアの他の問題と同様に，立位練習は日常的な姿勢変換の一環として取り組まなくてはならない。立位支持器具を使用する理由により，頻度や時間の長さはさまざまである。骨密度の改善のためには，60分を週に4～5回行うのが勧められる。また，他の研究では股関節脱臼の危険性を回避することと，股関節の屈曲拘縮の予防のためには，1時間の立位を週に3回行うことが望ましいとされている(Phelps, 1959)。

立位についてのその他の考慮事項

立位支持器具を使用する際に，考慮すべきことに以下の点も含まれる。
- 子どもの失神につながるような血圧の変化。これは立位支持器具の中での身体の動きが少ないことと関係があるかもしれない。非常に重度な子どもたちの中には，下肢の静脈貯留によって一時的な体調不良になるかもしれない
- 局所の圧迫
- 骨密度の減少や骨粗鬆症による骨折の危険性
- 不快感と疼痛
- 立位での機能的な活動

6.6 移　動

　運動障害をもつ子どもたちは，一人で移動する力をさまざまな方法で身につける。自分で移動する方法がどのようなものであれ，筋力をつけ，全身状態を高め，自由と自立心を子どもが感じる機会を得ることができる。

　寝返り・腹這い・背這い・四つ這いなどは，運動障害をもつ子どもたちが周囲の環境を移動する際に使うすべての方法である。移動することは，すべての領域の発達にとって重要な機会となっている。しかし，このような移動方法の中には，腹這いの時の過剰な股関節の内転や，横座りの際の股関節の非対称性など，異常な運動パターンを使っている場合があることに気づくことが重要である。このような場合には，異常なパターンでの姿勢から起こる長期間の影響を軽減するためにも，その動きとは逆方向の動きを促すことが重要である。また，他の代替的な移動方法を考慮する必要があるかもしれない。

歩行器

　独歩が困難な子どもたちには，さまざまな理由から歩行介助器具の使用を考えるかもしれない。理由の一つには，歩行の学習，筋肉・骨・関節構造を発達させていくための方法として，遊びの中で環境を探索していく機会が含まれている。移動歩行介助器具の使用目的については，子どもや家族が非現実的な期待を抱かないように明確にしておくべきである。例えば，歩行器を比較的短時間，遊びや探索に使うのであれば，大切なことは子どもが興味をもつ，おもちゃ・食器棚・植物などに触れたりすることができることである。そして，その場合は運動や姿勢の質についての重要性は低くなる。しかし，歩行器の使用が歩行技能の促進と向上であるならば，姿勢や運動で達成するべきものは非常に重要となり，歩行練習に多くの時間を費やす必要がある。

三輪車

　運動障害が重度な子どもたちにとっても三輪車を使うことで，自分の身体の力を使って移動することが経験できる。筋力強化・空間認知・移動，そしてさらに広い範囲を探索できることなどは，すべて三輪車を使うことで経験できる。それは同年齢の子どもたちや兄弟が遊んでいることに似たような活動を提供できる。

　Chailey Heritage Clinical Services で考案された改良型三輪車は，前部胸郭と側方支持が座席部分と一緒になり，足部の位置は足ベルトで固定できるようになっている。また必要であれば，両手が離れないように手首ベルトも使用することができる。安全性や動きを補助するように運転補助枠の取り付けも可能である。

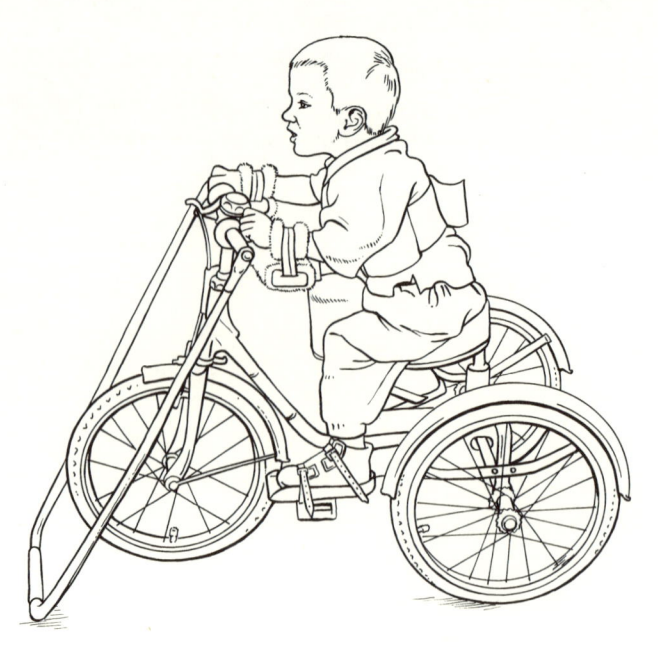

図141　改良した三輪車に乗る子ども

6.7 Chailey 姿勢能力発達レベルの使用

処方・機能

　子どもが姿勢ケア器具で獲得できる効果は，子どもの機能，子どもの運動能力向上の可能性，そして変形予防という効果である。そして子どもが器具使用時と不使用時の両方で Chailey 姿勢能力発達レベルを評価することで，器具が姿勢能力発達レベルの構成要素に変化を起こし，望んでいる効果が得られることに有効であるかどうかを確認することができる。また，器具使用時に子どもがどのように動けるのか，そして遊びやスイッチ操作などの活動時に，どのように頭部や両手を使うかなど，現実的な予想を立てることができる。

　Chailey 姿勢能力発達レベルは，器具の提供や治療計画に役立つだけではなく，活動の中で子どもがもっている能力を，どのようにして使うことができるのかなどを考えていく際に有用である。

　また，評価表の構成要素を使用することで，子どもが可能なことを確認できる。それらは次の通りである。
- 下顎を引く，後退させる
- 基底面内で動く
- 基底面の外側へ動き，戻ることができる
- 側方へ手を使う
- 正中線で両手を使う

　以上の要素や他の要素から，子どもが活動のために頭部や両手を使うことができるかどうか決めることができる。つまり，ある活動にもう少し支持が必要かどうか，そしておもちゃやスイッチ類に触れやすいかどうかなどを，この情報から決定することができる。

　また，子どもがみたいと思うものは，子どもの視野に入るところに置くことを確認するべきである。これは子どもの頭部や顎の位置から決定することができる。

　さらに，姿勢における運動の効果によって，安定性や姿勢の保持能力を変えることができる。子どもが活動に参加している時と参加していない時とでは，評価は異なるかもしれない。子どもは転倒を避けようとして，バランスを崩すか代償的な姿勢をとるかもしれない。

　子どもを知り，遊びの中で何が子どもにやる気を起こさせるのか，子どもは何をしたいのかを見出すための時間は重要な情報を与えてくれる。子どもがさまざまな状況・課題の中で遊んでいるところを注意深く観察することで，異なった状況での子どもの姿勢能力発達レベルを記録することができる。

> **キーポイント**
> 休んでいる時，活動している時，できれば，動いている時にも評価を実施することが重要である。

コミュニケーション

　すべての発達レベルの子どもたちにとって表出言語は困難なことが多い。ほんの少し声を出すだけでもかなりの努力を必要とするかもしれない。可能であれば友達・家族，そして先生たちとコミュニケーションのやりとりができるきっかけ

を与えるべきである。これは子どもも強く望んでいることであり，子どもの人生の中で最も大切なことでもある。

　子どもが聞くことができ，参加でき，効率的にみることができるためには，頭部が正中位で肩甲帯の安定性が維持できる必要がある。子どもがコミュニケーションの練習ができたり，必要とするような機会が日中には多くあり，最も安定した姿勢で反応できるようにさせてあげる。そして，目標がないようなコミュニケーションよりも，子どもが積極的に反応したり，自らコミュニケーションをとろうとしたりした際に，子どもが動き，指差しをしてタイプにふれたり，スイッチを操作したりするためには，よりいっそう安定した姿勢が必要になる。したがって，言語聴覚士や教師と連携して統一的に取り組み，現実的な予測をもつことは重要である。

　コミュニケーション補助具は単純なものであったり，先端技術を利用したものだったりする。単純なものとしては表，コミュニケーション本，子どもが目で示すことができる簡単な，はい・いいえの単語からなっていたりする。例えば，座位姿勢能力発達レベル1，2，そしてレベル3の子どもにとっては，指し示すために両手を自由に上げる（あるいは片手のみ）ことができ，頭部の位置を保持して目で示すことができるようになるために身体がしっかりと安定し，十分に支持されていることが必要である。

　子どもがスイッチを使ったりするような先端技術を利用したものを使用する場合も同様である。安定してしっかりと支持されていることで，支持器具を使用して少なくとも座位姿勢能力発達レベル3に達していることが必須である。ここでは，粗大な動きに比較して，目・手・指の小さな動きを練習することを促したい。さらに，子どもが一定して最も取りやすい動作を使い，スイッチを置く場所を決める。なお，視覚的に注視が必要な対象物は子どもの視野の中で，できれば正中位で顎を引くとみやすい低さにあるのがよい。

摂　食

　重度重複障害をもつ子どもにとって，最初に経験する活動の一つが食べたり飲んだりすることであろう。ケアや時間，そして一緒に取り組むという態度，これらすべてが非常に重要である。両親は食事の間，コミュニケーションや絆をたくさん子どもに示すことができるであろう。

　すべての子どもにとって，安全に嚥下できる一つの「理想的」な頭部の位置というものがあるわけではない。食事の時に誤嚥を避けるための最適な姿勢については，ビデオ嚥下造影検査が大切な情報を与えてくれる。子どもを膝の上で食べさせている母親が常に微妙な調整をしている状態を座位システムで真似るわけにはいかない。子どもが成長し，膝の上で食べさせることが難しくなった際に，子

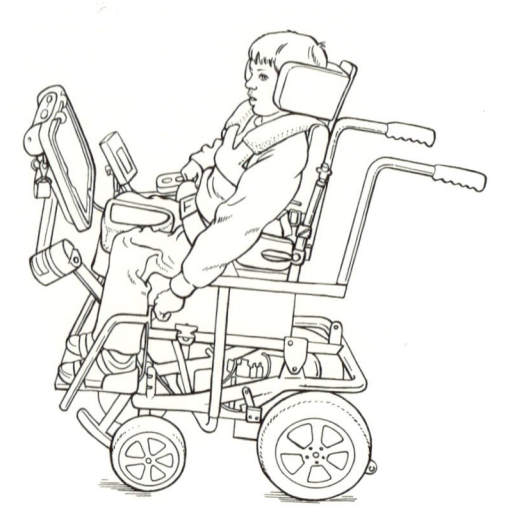

図142　コミュニケーション機器を使う子ども

どもと食事介助者のために，注意深く妥協点について模索する必要が生じる。

　子どもが効率的に摂食できるようにポジショニングには細かな心遣いが必要になる。座位姿勢能力発達レベル1または2にいる子どもは，少なくとも座位姿勢能力発達レベル3の能力（肩甲帯前突，顎を引く）にまで引き上げる座位の状態が必要になる。この姿勢で子どもの体重は座位基底面の前方にかかり，嚥下を助け，飲み込みは顎を引くことで容易になる。ただし，頭部が後方に傾き伸展すると，気道は脆弱になり，食べ物を嚥下する時にはさらに危険になり，誤嚥につながりやすくなる。

　しっかりと支持されていることで，子どもは摂食機能を学ぶことができ，家族や周囲の人たちとの生活の大切なひと時を楽しむことができる。

移　乗

　子どもが移乗動作を自ら行うことが難しい場合には，姿勢の介助が行われていない間，じっと一つの姿勢を維持する練習に取り組むことができる。すなわち，低い姿勢能力発達レベルにいる子どもにとって，じっと一つの姿勢を維持したり，バランスをとったりすることは能動的な運動になる。

　低い姿勢能力発達レベルにいる子どもは，吊り上げられていることが多く，スリングやリフトなどは，個々の子どもの必要性に合わせて選ばれなければならない。最適なスリングの選択は，安全性と心地よさ，移動のしやすさが基本になっている。スリングを付けることは難しい場合もあるが，スリング器具の選択が助けになる。例えば，側方の胸郭支持が大きく開くようになっていると使いやすい。ただし，何か特別な状況がない限り，使用が終わったスリングは，そのまま放置してはならない。

　電動リフトのスイッチ制御を使い，自分でリフトの動きを制御できる子どももいる。このことは，子どもにある程度の自立心と自主性をもたせる。

　座位姿勢能力発達レベル4の機能をもっている子どもは，移乗板を使うことができるかもしれない。この使用にはしっかりとした座位バランス（レベル4），上部体幹の強さ，そして子どものやる気と認知的な能力が必要になる。

　足に全体重をかけることができ，十分に支持できているならばトランスファーベルトと回転テーブルが使用できるかもしれない（座位姿勢能力発達レベル6，または立位姿勢能力発達レベル4）。この姿勢能力発達レベルに達していれば，適切に設置してある手すりが有用になるかもしれない。

衣服の着脱

　Chailey姿勢能力発達レベルで子どもが，どの程度更衣動作に関わることができるかを見極めることができる。臥位姿勢能力発達レベル1〜3にいる子どもは，更衣動作に参加している時に快適で安全だと感じるように支持される必要がある。レベル1，2にいる場合は，腕の動きは乱雑で変化しやすいため，更衣の介助が制限されるかもしれない。レベル3の子どもは腕を体側に近づけて使うことができるので，更衣動作に積極的に参加できる。

　もし，衣服の着脱に座位姿勢を最適として選んだならば，広い支持面をとり，体幹が前傾できる座位姿勢能力発達レベル3に適応できるように座位をとらせるべきである。また姿勢能力発達レベルが低く，年齢が高い子どもでは背臥位が適しているかもしれない。いずれにしても，年齢相応な姿勢がとられるべきである。例えば，乳幼児の場合，母親の膝の上に座位・臥位で衣服の着脱を受け，年齢が高い子どもではパンツやズボンは臥位で取り組むことができ，また姿勢の安定が座位で得られるならTシャツやジャンパーの着脱が少しできるかもしれない。靴下や靴は，座った姿勢のほうが楽に身につけられることが多く，着脱動作に積極的に参加しやすい。

ここで，子どもが支えられている支持面と，それが安定性にどのように影響しているかを考慮する必要がある。そして，安定している姿勢からの移動動作を子ども自らが参加することを励ます。もし，このような練習ができる時間があるならば，これから介助者が何をするのか，そして子ども自身に対してどうやって介助者を助けて欲しいかがわかるであろう。例えば，すべての姿勢において服の着脱のために体重を左側にかけていてくれると，右側から服を着脱することが容易になる。そして，身体を起こした姿勢では，骨盤から前方に体重を移動して体幹を維持することが必要である。このように，すべての姿勢において頭部を身体の正中線上で保持し，可能であれば顎を引くことを励ましてあげ，少しずつ活動のスピードを高める。

　衣服の着脱の間に自分の姿勢を保持する練習ができる。例えば，安定した姿勢が座位で保持できる子どもの場合，靴下・靴あるいはセーター・Tシャツ・ジャンパーなども自分で着脱ができるかもしれない。立位でパンツやズボンを引き上げるには，両足でしっかりと体重支持できなければならない（立位姿勢能力発達レベル4）。この際，手すりがあると助けになるかもしれない。

　なお，体重負荷の向上による安定性と対称性，そして肩甲帯の前突が頭部のアラインメントを向上させる。特に頭から服をかぶって着る時に，頭部の位置を正中線上で保持し，顎を引いておくように励ましてあげる。

トイレ動作

　子どもが排泄トレーニングの段階に来た時に，座位姿勢能力発達レベル1～3の子どもにとって有用な特別支持が数多く用意されている。

　座位姿勢能力発達レベル1,2の場合，安定した姿勢が保持できるように，子どもはしっかりと支持され制御される必要がある。子どもの能力にもよるが，トイレの座面は背面・前面・側面，そして足部支持があったほうがよい。子どもの能力によって可能であれば，股関節屈曲90度以下の支持がよい。この姿勢はポジショニングと排便の両方を助ける。

　このような姿勢は，座位姿勢能力発達レベル3の子どもにも有効だが，このレベルの子どもであれば前方に手すりさえあれば，つかまって基底面から前傾することができる。

　立位姿勢能力発達レベル4，または座位姿勢能力発達レベル6の少年であれば立位で排尿ができるが，この時に手すりがあれば助けになる。

　子どもが運動障害をもち，排泄動作の練習までに至らない場合には，お尻まわりをきれいにしてあげたり，おむつを替えたりすることに使う支持面はしっかりと安定させて，子どもに不安感を与えないようにしてあげることが大切である。

入浴，シャワー

　ほとんどの子どもにとって入浴は楽しいものだが，重度な障害をもつ子どもにとっては，この楽しい経験が難しくなる。さまざまな入浴椅子とシャワー椅子が姿勢能力発達レベルの低い子どもたちに用意されている。

　座位姿勢能力発達レベル1,2の子どもにとっては，安全性と快適性のためにしっかりとした支持が必要である。柔らかいスリング布がある入浴椅子は便利で，子どもの体型に合いやすく，必要に応じて側方支持とストラップが追加できる。

スイッチ器具

　器具を使って子どもがスイッチ操作を行う時，子どものChailey姿勢能力発達レベルを評価することで，スイッチを設置する最適な位置について情報を得ることができるであろう。例えば，器具使用時の子どもの状態をビデオ録画したり，

本を読んであげたりするような活動を行っていない時の子どもの運動パターンを観察することが，子どもと療法士の双方にとってわかりやすい出発点となる。

子どもには，以下のようなさまざまな活動にスイッチ操作が必要だろう。
- おもちゃ
- コンピューター
- コミュニケーション補助具
- 移動
- 環境操作

運動障害をもつ子どもたちは，活動していない時に比べて，スイッチの操作をしている時やそれに対して応答している時に安定性が最も必要となる。新しい能力を学んでいる時に，より安定した支持面(例えば，すでに習得している低い姿勢能力発達レベル)に適応するには，どうするかを「第3章第3節 学習初期技能と上達した技能の関連性」で述べているので思い出して欲しい。もし，スイッチ操作が新しい能力であるならば，子どもの姿勢能力発達レベルをしっかりと確認するべきである。そして，姿勢能力発達レベルで動きの可能な範囲にスイッチを最初に設定すべきである。粗大で動きが制御できていない運動よりも，小さくて細かな運動をさせるべきである。

姿勢の安定性は，一定で確実な目標動作，そしてスイッチの操作にとって欠かせないものである。子どもがスイッチを操作している時に，姿勢の安定性を失うと危険である。

姿勢の安定性とスイッチ操作の手段は，短期・長期にわたって子どもの能力レベルを高め，向上させるようにお互いに補う必要がある。例えば，姿勢支持によって一人で座位が保持できない子ども(レベル2)を，座位基底面内での重心移動が可能な状態(レベル4)に引き上げることができるならば，スイッチは最初，子どもの座位基底面内に設置して使用できるようにし，後方や側方に設置するべきではない。この姿勢能力発達レベルでは，スイッチを操作している間，そのレベルを維持しなければならない。そこで，ときには操作の学習，他の姿勢支持が必要になるかもしれない。

キーポイント

> 座位姿勢能力発達レベル1〜3の能力では，スイッチは座位基底面内に設置し，後方や側方に設置すべきではない。

低い姿勢能力発達レベルにいる子どもにとっては，例えば動いている支持面から操作するよりも，最初は支持された立位のような安定した姿勢からスイッチ操作を学ぶほうが容易である。例えば，電動車いすの運転には，操作している間バランスを保持することが必要である。その後，動いている車いすに姿勢を適応させていかなくてはならない。スイッチ操作を学んでいる間に他の方法で，例えば自転車に乗るようなことで運動を経験できる。

子どもが電動車いすを操作するには，スイッチ操作やジョイスティックで前後・左右への運転を十分に理解しておく必要がある。子どもは，このようなことを段階を踏んで学んでいく必要があるかもしれない。このことを学習するうえで最も大切な一歩は，座位で安定して座れることである。座位姿勢能力発達レベル1〜3では，座位システムによる完全な支持と制御が必要になる。これにより，ジョイスティックやスイッチが使え，片手や頭部が自由に使うことができるようになる。なお，座位姿勢能力発達レベル4か，それ以上の場合には，ジョイスティックを使用するのに十分な手の制御を身につけている。

6.8 症例検討

本章で紹介する症例研究は，われわれが注意深い観察から発展させてきた情報をどのようにして使用しているか，そしてその情報をどのようにして毎日の活動に応用しているかについての具体的な提示である。それぞれの症例研究の最後に，一人ひとりの Chailey 姿勢能力発達レベルの詳細な評価表を掲載しているので参考にしていただきたい。

症例検討

John は 3 歳で，四肢まひの診断を受けている。John の認知機能は良好で，他の人達や John を取り巻く環境との相互作用を楽しむ明るい少年である。John はコミュニケーション障害をもち，遊んでいる時，John が出すさまざまな合図を理解してくれる他の人に頼っている。適切に身体を支持することによって，John は臥位・座位・立位といった姿勢で遊んでいる時，主体的に自分の役割を果たし続けることができる。

椅子座位で評価した時，John の座位姿勢能力発達レベルの全般的レベルは 2 であった。John を座位姿勢にさせることは可能であったが，その姿勢を自分自身が保持し続けることは不可能であった。また，肩甲帯の運動を自分で制御することができなかった。さらに，骨盤は後傾した状態で左側が下制し，脊柱は円背であった。体幹は，座位の支持面を超えて前方へ動かせた。股関節は中間位で，運動を制御することができず変動していた。

John の椅子座位姿勢能力発達レベル評価表からの抜粋

構成要素群	構成要素		Chailey 姿勢能力発達レベル							構成要素群の得点
			1	2	3	4	5	6	7	
座位設定時の能力	座らせることができない	☐	1							2
	座らせることはできるが，姿勢保持はできない	☑		2						
	姿勢保持はできるが，動くことはできない	☐			3					
	姿勢保持ができ，支持基底面内で動くことができる	☐				4				
	姿勢保持ができ，支持基底面外へ動くことができる	☐					5			
	他の姿勢への変換ができる	☐						6		
	床上座位姿勢になることができる	☐							7	
骨盤帯の肢位	後傾位（制御不能，ふらつきあり）	☑	1	2	(3)					2
	中間位	☐			3	(4)	5	6	7	
	前傾位	☐				4	5	6	7	
	後傾位（制御下，安定している）	☐				(4)	5	6	7	
脊柱の状態	円背	☑		2	3	(4)	(5)	(6)	(7)	2
	垂直位	☐				4	5	6	7	
			全般的姿勢発達能力レベル							2

☐ 補装具の使用あり
☑ 補装具の使用なし
接触支持面の種類： **木製の台**

そこで，足部ストラップを取り付けた足台，膝ブロック，仙骨パッド，骨盤支持，側方支持，トレイを組み合わせた CAPS II 座位システムに座ると，John の全般的な座位姿勢能力発達レベルはレベル 3 へと向上する。このシステムを使っている時，John は座位の支持面内で身体を動かすことが可能である。さらに，肩甲帯は中間位か前突位の状態が優位になる。骨盤帯も同様に前後傾中間位で右側が挙上した状態も矯正され，その結果，両側の臀部で均等に体重負荷できるようになる。このことで，トレイを所定の位置に取り付けると，John は両上肢で支持することが可能となる。John は，このシステムのおかげで自分の身体を制御することだけに注意を払う必要がないので，彼の友達との遊びに集中することができる。しかしこのシステムは，John が両上肢で身体を支持しなければならないので，活動水準には制限がある。今の John には，運動を制御する学習機会がもてるような時間が必要であり，現時点で，その練習に励んでいる。

John の椅子座位姿勢能力発達レベル評価表からの抜粋

構成要素群	構成要素		Chailey 姿勢能力発達レベル							構成要素群の得点
			1	2	3	4	5	6	7	
座位設定時の能力	座らせることができない	☐	1							4
	座らせることはできるが，姿勢保持はできない	☐		2						
	姿勢保持はできるが，動くことはできない	☐			3					
	姿勢保持ができ，支持基底面内で動くことができる	☑				4				
	姿勢保持ができ，支持基底面外へ動くことができる	☐					5			
	他の姿勢への変換ができる	☐						6		
	床上座位姿勢になることができる	☐							7	
骨盤帯の傾斜	後傾位（制御不能，ふらつきあり）	☐	1	2	(3)					3
	中間位	☑			3	(4)	5	6	7	
	前傾位	☐				4	5	6	7	
	後傾位（制御下，安定している）	☐				(4)	5	6	7	
脊柱の形状	円背	☐		2	3	(4)	(5)	(6)	(7)	7
	垂直位	☑				4	5	6	7	
						全般的姿勢発達能力レベル				3

☑ 補装具の使用あり
☐ 補装具の使用なし
接触支持面の種類： CAPS II Seat

John は年齢相応の認知機能レベルにあるにもかかわらず，身体能力に問題をもっているため，高いレベルでの欲求不満の状態にある。そこで John には努力量と達成量の均衡がどちらかに偏りすぎないような状況を提供するため，頭部の動きだけで押せるスイッチが与えられており，そのスイッチならば自立して使用することができる。上肢技能を発達させるために，John がレベル 4 の特徴である両上肢を正中線上まで運んでくることが必要な手押し式のスイッチと，その他の活動が手の届く所に用意され続けている。

絵画活動などを行うことによって，John はレベル 4 に必要な正中線上まで両上肢を運ぶ能力と，ある程度の巧緻的な手指の動きを発達させる機会を得ることができる。John の能力を発達させる方法として，摂食と飲水の介助が用いられている。その方法とは一方の上肢で支持させる機会を与え，そして介護者の介助により，自分自身で食事をとるために反対側の上肢を正中線まで運ぶ機会も与えている。この活動は正常運動を John に経験させることになる。今後の John の姿勢ケアプログラムは，彼の座位能力の発達を手助けするために腹臥位と背臥位（臥位能力と座位能力の間の関連性の項を参照すること），立位，そしてその他の制御された能動的な運動練習などを含んでいくことになるであろう。

症例検討

Bob は四肢まひの診断を受けた 5 歳の男の子である。支持器具を使用せずに背臥位でいる時，Bob は頭部を自由に動かし，顎を引く，そして後退させる，さらには肩甲帯を能動的に前突，そして後退させるといった動きをみせてくれる。この能力により，正中線上の胸の上で両手を使って遊ぶことや両手を口に運ぶこと，そして正中線上を越えて反対側までそれぞれの手を運ぶことが可能である（これらの構成要素に関してみると，Bob の背臥位発達能力はレベル 6 になる）。また背臥位から側臥位，そして腹臥位へと寝返ることも可能である。しかし Bob の骨盤は後傾位か，もしくは中間位のどちらかの状態にあるため，両手で両方の膝や足部に触れることができないし，対称的な背臥位を維持し続けることができない。そのため，背臥位における全般的な姿勢能力はレベル 2 と判断される。

Bob の背臥位姿勢能力発達レベル評価表からの抜粋

構成要素群	構成要素		Chailey 姿勢能力発達レベル						構成要素群の得点
			1	2	3	4	5	6	
肩甲帯の肢位	後退位	☑	1	2	(3)	(4)	(5)	(6)	6
	中間位	☑			3	4	5	6	
	前突位	☑				4	5	6	
骨盤帯の肢位	後傾位	☑	1	2	(3)	4	5	6	3
	中間位	☑			3	4	5	6	
	前傾位	☐				4	5	6	
下肢の肢位	非対称的肢位および非対称的運動	☑	1	2					2
	股関節外転・外旋位	☐			3	4	5	6	
	股関節伸展位，膝関節伸展位	☐				4	5	6	
	股関節屈曲 90 度，膝関節屈曲 90 度	☐				4	5	6	
	両足部が正中線上で接している	☐				4	(5)	(6)	
	股関節屈曲位，膝関節伸展位	☐					(5)	(6)	
			全般的な姿勢発達能力レベル						2

☐ 補装具の使用あり
☑ 補装具の使用なし　Mat
接触支持面の種類：

設定座位では，座位姿勢を保持し続けるために両手を支持に用いる。脊柱は円背し，骨盤は後傾位で右側が前方へ回旋しており，さらに左側が下制し

ている。肩甲帯周囲と頭部の能力は良好であり，肩甲帯の前突や下顎の後退または引くといった能力を有している。このことから，座位における全般的な能力はレベル2と判断される。

Bobの椅子座位姿勢能力発達レベル評価表からの抜粋

構成要素群	構成要素		Chailey 姿勢能力発達レベル							構成要素群の得点
			1	2	3	4	5	6	7	
骨盤帯の傾斜	後傾位（制御不能，ふらつきあり）	☑	1	2	(3)					2
	中間位	☐			3	(4)	5	6	7	
	前傾位	☐				4	5	6	7	
	後傾位（制御下，安定している）	☐				(4)	5	6	7	
脊柱の形状	円　背	☑		2	3	(4)	(5)	(6)	(7)	3
	垂直位	☐				4	5	6	7	
活　動	ばらつきがあり，制御不能，活動できない	☐	1	2						3
	両手支持	☑			3	(4)	(5)	(6)	(7)	
	肩の高さまで手を挙上することができる	☐				4	(5)	(6)	(7)	
	両手を正中線上にもってくることができる	☐				4	5	6	7	
	肩より高く手を挙上することができる	☐					5	6	7	
			全般的姿勢発達能力レベル							2

☐ 補装具の使用あり
☑ 補装具の使用なし
接触支持面の種類：*Evazote*

　足台，仙骨パッド，膝ブロック，側方支持具を組み合わせたCAPS II座位システムは，骨盤を中間位から前傾位へと導き，対称的な股関節の肢位と対称的な体重負荷を生み出す。このことで座位の支持面の中で体幹を回旋・前屈・側屈させ，さらに両手を肩の高さ以上に挙上し，両手を正中線上に運ぶことが可能になる。それゆえに，BobがCAPS II座位システムに座ると，レベル4の座位姿勢能力を得ることができ，遊ぶため，電動車いす操作のジョイスティックの使用のため，コンピューターのマウス使用のため，さらには毎日の活動に参加するために，自分の両手を十分に使うことができる。

Bobの椅子座位姿勢能力発達レベル評価表からの抜粋

構成要素群	構成要素		Chailey 姿勢能力発達レベル							構成要素群の得点
			1	2	3	4	5	6	7	
骨盤帯の傾斜	後傾位（制御不能，ふらつきあり）	☐	1	2	(3)					4
	中間位	☑			3	(4)	5	6	7	
	前傾位	☑				4	5	6	7	
	後傾位（制御下，安定している）	☐				(4)	5	6	7	
脊柱の状態	円　背	☐		2	3	(4)	(5)	(6)	(7)	7
	垂直位	☑				4	5	6	7	
活　動	ばらつきがあり，制御不能，活動できない	☐	1	2						7
	両手支持	☐			3	(4)	(5)	(6)	(7)	
	肩の高さまで手を挙上することができる	☑				4	(5)	(6)	(7)	
	両手を正中線上にもってくることができる	☑				4	5	6	7	
	肩より高く手を挙上することができる	☑					5	6	7	
			全般的姿勢発達能力レベル							4

☑ 補装具の使用あり
☐ 補装具の使用なし
接触支持面の種類：*CAPS II Seat*

キーポイント

十分な時間を与えること，一貫性のあるポジショニング，運動の反復，この3つが重要であり，子どもが目的をもって運動を組織化する方法を見出す機会を与えてくれる。

演習課題

あなたの担当児から一人の子どもを選び，その子どもがポジショニング機器を使用している時の能力レベルを評価して下さい。さらにどのようにすれば，遊びやスイッチの使用，身の回りのケア活動時に，子どもの参加度を増大させることができるかを書き出して下さい。

　本書では，Cailey Heritage Clinical Services において発展させてきた姿勢能力の評価，姿勢ケアプログラムの展開，そして姿勢ケア機器の使用についての方法論を述べてきた。さらに，われわれの実践の根拠に深い基盤を与えてくれた生理学と人間工学の知識を，どのように用いているかについても述べてきた。われわれは姿勢ケアの原則に関する理解を深め，子どもたちに役立つように，この知識が適用されることを心から期待している。

7

参考文献および索引

7.1 参考文献

7.2 挿入図の索引

7.3 索　引

7.1 参考文献

Alsop, A. and S. Ryan. 1996. *Making the most of fieldwork education*. London: Chapman and Hall.

Arkin, A.M. and J.F. Katz. 1956. The effects of pressure on epiphyseal growth. *Journal of Bone & Joint Surgery* 38-A: 1056-1076.

Barnard, S. and G. Hartigan. 1998. Clinical Audit in Physiotherapy: From theory into practice. In *Clinical Audit in Physiotherapy: From theory into practice.* Oxford: Butterworth Heinemann.

Bernstein, S.M. and L. Bernstein. 1990. Spinal Deformity in The Patient with Cerebral Palsy. *Spine: State of the Art Reviews* 4（1）: 147-160.

Bleck, E.E. 1987. *Orthopaedic management in Cerebral Palsy, Clinics in Developmental Medicine.* Oxford: Blackwell Scientific Publications Ltd.

Bly, L. 1994. *Motor skills acquisition in the first year of life*: Therapy Skill Builders.

Bobath, B. 1972. *Abnormal postural reflex activity caused by brain lesions.* 2nd ed. London: Heinemann Medical.

Bottos, M., Puato, M.L., Vianello, A, and Facchin, P.1995. Locomotion Patterns in Cerebral Palsy Syndromes. *Developmental Medicine & Child Neurology* 37: 883-899.

Carpenter, J. 1998. An Investigation into the Levels of Early Standing Ability, School of Healthcare Professions, University of Brighton, Eastbourne, East Sussex.

Carr, J., R. Shepherd and L. Ada. 1995. Spasticity: Research Findings & Implications for Intervention. *Physiotherapy* 81（8）: 421-429.

Cartright, R.D. 1984. Effect of sleep position on sleep apnea severity. *Sleep* 7（2）: 110-114.

Chailey Heritage Clinical Services. *Eating and Drinking Skills for Children with Motor disorders*: Chailey Heritage Clinical Services.

Chandler, L.S., M.S. Andrews and M.W. Swanson. 1980. *Movement Assessment of Infants—A Manual*. Rolling Bay WA.

Chapman, C.E. and M. Wiesendanger. 1982. The physiological & anatomical basis of spasticity: a review. *Physiotherapy Canada* 34（3）: 125-136.

Charman, R.A. 1998. Motor learning. In *Human Movement,* edited by M. Trew and T. Everett. London: Churchill Livingstone.

Damiano, D.L., K. Dodd and N.F. Taylor. 2002. Should we be testing and training muscle strength in cerebral palsy? *Development Medicine & Child Neurology* 44: 68-72.

De Matteo, C., M. Law, D. Russell and et al. 1993. The reliability and validity of the quality of upper extremity skills test. *Physical & Occupational Therapy in Pediatrics* 13: 1-18.

Dietz, V. and Berger, W. 1983. Normal & Impaired Regulation of Muscle Stiffness in Gait: A New Hypothesis about Muscle Hypertonia. *Experimental Neurology* 79: 680-687.

Dunn, P.M. 1976. Perinatal observations on the etiology of congenital dislocation of the hip. *Clinical Orthopaedics and Related Research* 119: 11-21.

Fetters, L., B. Fernandez and S. Cermak. 1989. The relationship of proximal and distal components in the development of reaching. *Journal of Human Movement Studies* 17: 283-297.

Goldspink, G. and P. Williams. 1990. Muscle fibre and connective tissue changes associated with use and disuse. In *Key Issues in Neurological Physiotherapy,* edited by L. Ada and C. Canning. London: Butterworth Heinemann.

Goldspink, G. and P. Williams. 1990. Muscle fibre and connective tissue changes associated with use and disuse. In *Neurological Physiotherapy,* edited by L. Ada and C. Canning. London: Butterworth Heinemann.

Gordon, A.M. and H. Forssberg. 1997. Development of neural mechanisms underlying grasping in children. In *Neurophysiology and neuropsychology of motor development,* edited by K.J. Connolly and H. Forssberg. London: Mac Keith Press.

Green, E.M. 1987. The effect of seating on cognitive function in children with cerebral palsy. Paper read at Annual Meeting of the British Paediatric Association.

Green, E.M., C.M. Mulcahy and T.E. Pountney. 1995. An Investigation into the Development of Early Postural Control. *Developmental Medicine & Child Neurology* 37 (437-448).

Guymer. 1986. Handling the Patient with Speech and Swallowing Problems. *Physiotherapy* 72 (6): 276-280.

Hadders-Algra. 2001. Early Brain Damage and the Development of Motor Behaviour in Children: Clues for Therapeutic Intervention? *Neural Plasticity* 8 (1-2): 31-48.

Hadders-Algra, M. 2000. The Neuronal Group Selection Theory: a framework to explain variation in normal motor development. *Developmental and Behavioural Pedi-*

atrics 42: 566-572.

Hagberg, B., G. Hagberg, I. Olow and L. Wendt. 1996. The Changing panorama of Cerebral Palsy in Sweden. VII. Prevalence and origin in the birth year period 1987-90. *Acta Paediatrica* (85): 954-960.

Haley, S. M., S.R. Harris, W.L. Tada and M.W. Swanson. 1986. Item Reliability of the Movement Assessment of Infants. *Physical & Occupational Therapy in Pediatrics* 6 (1): 21-39.

Haley, S. M., W.J. Costar, L.H. Ludlow, J. Haltiwanger and P.J. Andrellos. 1992. *Rediatric Evaluation of Disability Inventory.* Boston: New England Medical Center Hospital.

Henderson, S.E. and D.A. Sugden. 1992. *Movement Assessment Battery for Children.* Sidcup: Therapy Skill Builders.

Horowitz, L. and N. Sharby. 1988. Development of prone extension postures in healthy infants. *Physical Therapy* 68 (1): 32-39.

Hunt, A., K. Mastroyannopoulou, A. Goldman and K. Seers, et al. 2003. Not knowing-the problem of pain in children with severe neurological impairment. *International Journal of Nursing Studies* 40: 171-183.

Keim, H.A. 1978. Clinical Symposia. *CIBA* 30: 2-30.

Ketelaar, M., A. Vermeer and P. Helders, J, M. 1998. Functional motor abilities of children with cerebral palsy: a systematic review of assessment measures. *Clinical Rehabilitation* 12: 369-380.

Kidd, G., N. Lawes and I. Musus. 1992. *Understanding neuromuscular plasticity: A basis for clinical rehabilitation*: London: Edward Arnold.

Kottke, F.J. 1980. From relax to skill: the training of coordination. *Archives of Physical Medicine and Rehabilitation* 61: 551-561.

Lance, J.W. 1980. Symposium Synopsis. In *Spasticity: Disordered motor control*, edited by R.G. Feldman, R.R. Young and W.P. Koella. Chicago: Year Book Medical Publishers.

Lieber, R.L. (2002) In Skeletal muscle, structure, function and plasticity (Ed, Lieber, R. L.) Lippincott Williams and Wilkins, Baltimore.

Leonard, C.T. 1998. *The Neuroscience of Human Movement.* Missouri: Mosby.

Lespargot, A, E. Renaudin, M. Khouri and N. Robert. 1994. Extensibility of hip adductors in children with cerebral palsy. *Developmental Medicine & Child Neurology* 36: 980-988.

LeVeau, B. and D.B. Bernhardt. 1984. Developmental Biomechanics. *Physical Therapy* 62（12）: 1874-1882.

Lin, J.P, J.K. Brown and E. G. Walsh. 1994. Physiological maturation of muscles in childhood. *The Lancet* 343: 1386-1389.

Lonstein, J.E. 1995. The spine in cerebral palsy. *Current Orthopaedics* 9: 164-177.

Low, J. and A. Reed. 1996. *Basic Biomechanics Explained, Physiotherapy Practice Explained.* Oxford: Butterworth-Heinemann.

Martin, S.E., I. Marshall and N.J. Douglas. 1995. The effect of posture on airway caliber with the sleep apnea/hypopnea syndrome. *American Journal of Respiratory Care Medicine* 152: 721-724.

Mattingley, C. 1991. The narrative nature of clinical reasoning. *American Journal of Occupational Therapy* 45（11）: 998-1005.

McGraw, M.B. 1975. *Classics in child development: Growth: A study of Johnny and Jimmy.* New York: Arno Press.

Miedaner, J. and Finuf, L. 1993. Effects of Adaptive Positioning on Psychological Test Scores for Preschool Children with Cerebral Palsy. *Pediatric Physical Therapy* 4（4）: 177-182.

Miller, L.J. and G.H. Roid. 1994. *The T.I. M.E. The toddler and infant motor evaluation.* Arizona: Therapy Skill Builders.

Mulcahy, C. M., T.E. Pountney, R.L. Nelham and E. M. Green. 1988. Adaptive Seating for Motor Handicap: Problems, a Solution, Assessment & Prescription. *British Journal of Occupational Therapy* 51（10）: 347-352.

Neilson, P.D., N.J. O'Dwyer and J. Nash. 1990. Control of isometric muscle activity in cerebral palsy. *Developmental Medicine & Child Neurology* 32（9）: 778-788.

Neilson, P.D. and J. McCaughey. 1982. Self Regulation of spasm & spasticity in cerebral palsy. *Journal of Neurology Neurosurgery and Psychiatry* 45: 320-330.

Newham, D.J. and A.M. Ainscough-Potts. 1998. Musculoskeletal basis for movement. In *Human Movement,* edited by M. Trew and T. Everett. London: Churchill Livingstone.

Nwaobi, O. M. and P.D. Smith. 1986. Effect of Adaptive Seating on Pulmonary Function of Children with Cerebral Palsy. *Developmental Medicine & Child Neurolgy* 28: 351-354.

Nwaobi, O. M. 1987. Seating Orientations & Upper Extremity Function in Children with Cerebral Palsy. *Physical Therapy* 67（8）: 1209-1212.

Nwaobi, O. M., C. Brubaker, B. Cusick and M.D. Sussman. 1983. Electromyograhic Investigation of Extensor Activity in Cerebral Palsied Children in Different Seating Positions. *Developmental Medicine & Child Neurology* 25: 175-183.

Palisano, R., P. Rosenbaum, S. Walter, D. Russell, E. Wood and B. Galuppi. 1997. Gross Motor Function Classification System for Cerebral Palsy. *Developmental Medicine & Child Neurology* 39: 214-223.

Pharoah, P.O.D., M.J. Platt and T. Cooke. 1996. The changing epidemiology of cerebral palsy. *Archives of Disease in Childhood* 75F: 169-173.

Phelps, W. M. 1959. Prevention of Acquired dislocation of the hip in cerebral palsy. *Journal of Bone & Joint Surgery* 41-A: 440-448.

Piper, M.C and J. Darrah. 1994. *Motor Assessment of the Developing Infant.* London: W B Saunders.

Pountney, T.E., L. Cheek, E. M. Green, C. M. Mulcahy and R.L. Nelham. 1999. Content & Criterion Validation of the Chailey Levels of Ability. *Physiotherapy* 85（8）: 410-416.

Pountney, T.E., A. Mandy, E. M. Green and P. Gard. 2002. Management of hip dislocation with postural management. *Child: care, health and development* 28（2）: 179-185.

Pountney, T.E., Mandy, A., and Gard, P.2003. Repeatability and Limits of Agreement in Measurement of Hip Migration Percentage in Children with Bilateral Cerebral Palsy. *Physiotherapy* 89（5）: 276-281.

Pountney, T.E., C. M. Mulcahy and E. M. Green. 1990. Early Development of Postural Control. *Physiotherapy* 76（12）: 799-802.

Prechtl, H.F.R. 1984. Continuity and change in early neural development. In *Continuity of Neural Functions from Prenatal to Postnatal Life,* edited by H.F.R. Prechtl. London: Spastics International Medical Publicatons.

Prechtl, H.F.R. 2001. General movement assessments of developmental neurology: new paradigms and their consequences. *Developmental Medicine & Child Neurology* 43: 836-842.

Randall, J.I., D.S. Reddihough and J. Carlin. 1999. The development of the Melbourne Assessment of Unilateral Upper Limb Function: a quantitative test of quality of movement in children with neurological impairment. *Developmental Medicine & Child Neurology* AACPDM: SP: 7, P30.

Reimers, J. 1980. The Stability of the Hip in Children. *Acta Orthopaedica Scandinavica* Suppl 184.

Russell, D., R. Rosenbaum and L.M. Avery. 2003. *Gross Motor Function Measure*

User's Manual. London: Mac Keith Press.

Russell, D.J., P.L. Rosenbaum, D.T. Cadman, C. Gowland and S. Hardy. 1989. The gross motor function measure: A means to evaluate the effects of physical therapy. *Developmental Medicine and Child Neurology* 31: 341-352.

Scrutton, D. and G. Baird. 1997. Surveillance measures of the hips of children with bilateral cerebral palsy. *Archives of Disease in Childhood* 56（4）: 381-384.

Sents, B.E. and H.E. Marks. 1989. Changes in Preschool Children's IQ as a Function of Positioning. *American Journal of Occupational Therapy* 43（10）: 685-687.

Shirley, M.M. 1931. The first two years: A study Of 25 babies' postural and locomotor development. Vol. 1. Minnesota: University of Minnesota Press.

Shortland, A.P., C.A. Harris, M. Gough and R.O. Robinson. 2002. Architecture of the medial gastrocnemius in children with spastic diplegia. *Developmental Medicine & Child Neurology* 44: 158-163.

Smithers, J. 1991. Levels of Lying Ability: Inter-tester & Test Re-test Reliability for Children with Developmental Delay, University of East London, London.

Sporns, O. and G.M Edelman. 1993. Solving Berstein's Problem: A Proposal for the development of Coordinated Movement by Selection. *Child Development* 64: 960-981.

Staheli, L.T. 1992. *Fundamentals of pediatric orthopaedics.* New York: Raven Press.

Stratford, P.W., J.M. Binkley and D.L. Riddle. 1996. Health Status Measures: Strategies and analytical methods for assessing change scores. *Physical Therapy* 76（10）: 1109-1123.

Stuberg, W. 1992. Considerations Related to Weight Bearing Programs in Children with Developmental Disabilities. *Physical Therapy* 72（1）: 35-40.

Tardieu, C.A., A Lespargot, C. Tabary and M.D. Bret. 1988. For How Long Must The Soleus be Stretched Each day To Prevent Contracture. *Developmental Medicine & Child Neurology* 30: 3-10.

Tardieu, G., C.A. Tardieu, P. Colbeau-Justin and A. Lespargot. 1982. Muscle Hypoextensibility in Children with cerebral palsy. *Archives of Physical Medicine & Rehabilitation* 63（March）: 103-107.

Thelen, E. and D.M. Fisher. 1982. Newborn Stepping: An Explanation for a 'Disappearing' Reflex. *Developmental Psychology* 18（5）: 760-775.

Tonnis, D. 1976 Normal values of the hip joint for the evaluation of x-rays. *Clinical Orthopaedics and Related Research* 119: 39-46.

Touwen, B.C.L. 1978. Variability and stereotypy in normal and deviant behaviour. In *Care of the Handicapped Child*, edited by J. Apley. Philadelphia: Lippincott.

Turvey, M.T,, H.L. Fitch and B. Tuller. 1982. The Bernstein Perspective: The Problems of Degrees of Freedom & Context Conditioned Variability. In *Human Behaviour*, edited by J.A.S. Kelso. Hillsdale, NJ: Erlbaum.

van der Weel, F.R., A.L.H. van der Meer and D.N. Lee. 1991. Effect of Task on Movement Control in Cerebral Palsy: Implications for Assessment & Therapy. *Developmental Medicine & Child Neurology* 33: 419-426.

Vereijken, B., H.T.A. Whiting and K. M. Newell. 1992. Free(z)ing degrees of freedom. *Journal of Motor Behaviour* 24 (1) : 133-142.

Watson, M.J. 1999. Clinical Reasoning in Neurology: Perry's Model. *Physiotherapy* 85: 281-288.

Wolff, J. 1986. *The Law of Bone Remodelling*. Berlin: Springer-Verlag.

Woollacott, H. and P. Burtner. 1996. Neural and musculoskeletal contributions to the development of stance balance control in typical children and in children with cerebral palsy. *Acta Neurologica Scandinavia* 416: 58-62.

Zelazo, P.R. 1983. The development of walking: New findings and old assumptions. *Journal of Motor Behaviour* 15 (2) : 99-137.

7.2 挿入図の索引

図 1	背臥位 4	図 41	レベル 4 26
図 2	背臥位 4	図 42	レベル 5 27
図 3	椅子座位 4	図 43	レベル 5 27
図 4	椅子座位 4	図 44	レベル 6 27
図 5	立位 4	図 45	レベル 6 27
図 6	立位 4	図 46	レベル 2 28
図 7	Shirley による発達段階表 5	図 47	レベル 3 28
図 8	骨指標の確認 10	図 48	レベル 3 28
図 9	後傾 10	図 49	レベル 4 29
図 10	前傾 11	図 50	レベル 4 29
図 11	腹臥位 11	図 51	レベル 4 29
図 12	骨盤後傾 12	図 52	レベル 5 29
図 13	骨盤前傾 12	図 53	レベル 5 29
図 14	非対称的座位 12	図 54	レベル 5 29
図 15	テーブル上臥位 14	図 55	レベル 6 30
図 16	テーブル上臥位 14	図 56	レベル 7 30
図 17	テーブル上臥位 15	図 57	レベル 7 30
図 18	腹臥位での体重負荷面 15	図 58	レベル 1 31
図 19	レベル 1 22	図 59	レベル 2 31
図 20	レベル 1 22	図 60	レベル 3 31
図 21	レベル 1 22	図 61	レベル 4 32
図 22	レベル 2 22	図 62	レベル 5 32
図 23	レベル 2 22	図 63	レベル 6 32
図 24	レベル 3 23	図 64	レベル 7 32
図 25	レベル 3 23	図 65	レベル 1 33
図 26	レベル 4 23	図 66	レベル 1 33
図 27	レベル 4 23	図 67	レベル 1 33
図 28	レベル 4 23	図 68	レベル 2 33
図 29	レベル 4 23	図 69	レベル 2 33
図 30	レベル 5 24	図 70	レベル 2 33
図 31	レベル 5 24	図 71	レベル 3 34
図 32	レベル 6 24	図 72	レベル 3 34
図 33	レベル 6 24	図 73	レベル 3 34
図 34	レベル 1 25	図 74	レベル 4 34
図 35	レベル 1 25	図 75	レベル 4 34
図 36	レベル 2 25	図 76	レベル 4 34
図 37	レベル 2 25	図 77	レベル 5 35
図 38	レベル 3 26	図 78	レベル 5 35
図 39	レベル 3 26	図 79	レベル 5 35
図 40	レベル 4 26	図 80	レベル 6 35

図81	レベル6 35		図117c	腹臥位 98
図82	レベル6 35		図117d	床上座位 99
図83	レベル7 36		図117e	椅子座位 99
図84	レベル7 36		図117f	立位 99
図85	レベル7 36		図118	介助器具に座っている子ども 100
図86	レベル8 36		図119	さまざまな姿勢や活動に費やす時間数 124
図87	レベル8 36		図120	「24時間姿勢ケアプログラム」の一例 125
図88	レベル8 36		図121	背臥位におけるChailey臥位支持器具の構成要素 130
図89	座位保持できるが，遊ぶためには手を自由に使えない子ども 39		図122	腹臥位におけるChailey臥位支持器具の構成要素 131
図90	背臥位にて足で遊ぶ子ども 41		図123	平らな台に座る子ども 133
図91	リーチする子ども 42		図124	傾斜クッションに座る子ども 133
図92	まっすぐ起きた座位姿勢のJack 47		図125	床上座位座面装置を使っている子ども 134
図93	後方に傾いた座位姿勢のJack 47			
図94	子どもと環境と課題 55		図126	水平面での坐骨結節 135
図95	ダイナミックシステムズ理論の構成要素 56		図127	基本的部品 136
図96	引張力 64		図128	座面の基本的部品 137
図97	圧縮力 64		図129	股関節周辺の12の運動 138
図98	回旋(捻転)力 64		図130	骨盤の傾斜を維持させることができない骨盤ストラップ 139
図99	身体に垂直に働く剪断力 65		図131	膝ブロックと仙骨パッドを用いて修正した骨盤の位置 139
図100	身体に水平に働く剪断力 65			
図101	平らに押しつぶされた姿勢 66		図132	回旋した骨盤と「風に吹かれた股関節」 140
図102	脊柱弯曲の危険性のある姿勢 66		図133	修正された骨盤と股関節の位置 141
図103	脊柱装具 67		図134	使用中の膝ブロック 141
図104	筋の構造 70		図135	前方支持とトイレを使っている子ども 143
図105	筋線維分節，弛緩(左)と収縮 69			
図106	圧縮力と回旋力の影響を現すX線写真 76		図136	わずかに座位の支持をされている子ども 143
図107	股関節側方偏移の初期段階 78		図137	同じ子どもがCAPS II座位保持装置を用いてコントロールが改善している姿 144
図108	股関節亜脱臼 78			
図109	股関節脱臼 79		図138	Chailey立位支持器具 147
図110	X線撮影肢位 81		図139	わずかに立位の支持をされている子ども 147
図111	X線撮影肢位 81			
図112	股関節骨頭の側方偏移率と臼蓋インデックス 82		図140	Chailey立位支持器具に乗る子ども 148
図113	脊柱弯曲度測定 83		図141	改良した三輪車に乗る子ども 152
図114	支持面が硬く，すのこ状になっている 86		図142	コミュニケーション機器を使う子ども 154
図115	低反発性のマット 86			
図116	低反発性のマットと三角枕 86			
図117a	背臥位 98			
図117b	背臥位 98			

7.3 索 引

〔欧 文〕

acetabular index　81
CAPSⅡ　144, 145
CAPSⅡ座位システム　135, 159, 161
CAPSⅡ座位保持装置　144
Chailey 臥位支持器具　128, 129, 130, 131, 132
Chailey 立位支持器具　147, 148, 149
Cobb 角　83
Hilgenreiner の線　82
Interforamina ratio　82
Lynx 背もたれ　144
Lynx 背もたれ付き CAPSⅡ　144
migration percentage　81
Shaft angle　82

〔和 文〕

【あ】
圧縮力　64, 74, 75
引張力　64, 74, 75
運動制御理論　54, 105
運動の自由度　43, 44, 72, 73, 127

【か】
回旋力　64, 74, 75
風に吹かれた股関節　72, 140
機能的電気刺激　73
臼蓋インデックス　81, 82
筋原線維　68, 69
筋線維分節　69
筋束　68, 69
形成不全　77, 84
股関節骨頭の側方偏移率　84
骨頭の側方偏移率　79, 81, 82, 83, 84
骨盤ストラップ　130, 131, 139

【さ】
三角枕　86
三輪車　125, 151, 152
シキソトロピー　71
神経細胞集団選択理論　54, 56, 57
神経成熟理論　54, 55, 56, 57
生体力学　6, 8, 9, 14, 18, 51, 53, 54, 55, 57, 58, 63, 64, 67, 68, 77, 78, 105, 125, 126, 130, 146
成長軟骨線　75, 76
脊柱ジャケット　83, 132, 144, 149
仙骨パッド　136, 137, 138, 139, 140, 141, 144, 159, 161
剪断力　65, 74

【た】
大腿骨軸角　82
ダイナミックシステムズ理論　54, 55, 56, 57
トマトケチャップ効果　71

【な】
認知能力　45, 90, 95
捻転　74
捻転力　64

【は】
反作用の力　65
膝ブロック　136, 138, 139, 140, 141, 142, 144, 159, 161
閉鎖孔比率　81
ボツリヌス毒素　73, 124
ポメル　134, 142

【ま】
摩擦力　65

【や】
床上座位座面装置　134
揺変性　71

【わ】
弯曲　74
弯曲力　65

脳性まひ児の24時間姿勢ケア
――The Chailey Approach to Postural Management

発　行	2006年5月25日　第1版第1刷
	2021年2月5日　第1版第6刷©
著　者	Teresa EP, Catharine MM, Sandy MC, Elizabeth MG
監訳者	今川忠男
発行者	青山　智
発行所	株式会社 三輪書店
	〒113-0033 東京都文京区本郷6-17-9　本郷綱ビル
	TEL 03-3816-7796　FAX 03-3816-8762
	http://www.miwapubl.com
印刷所	三報社印刷 株式会社

本書の無断複写・複製・転載は，著作権・出版権の侵害となることがありますのでご注意ください．

ISBN 978-4-89590-249-6　C 3047

JCOPY ＜出版者著作権管理機構 委託出版物＞

本書の無断複製は著作権法上での例外を除き禁じられています．複製される場合は，そのつど事前に，出版者著作権管理機構（電話 03-5244-5088, FAX 03-5244-5089, e-mail：info@jcopy.or.jp）の許諾を得てください．

■今川忠男による発達障害児治療理論の徹底的解体と再構築

発達障害児の新しい療育
こどもと家族とその未来のために

今川忠男　旭川児童院副院長

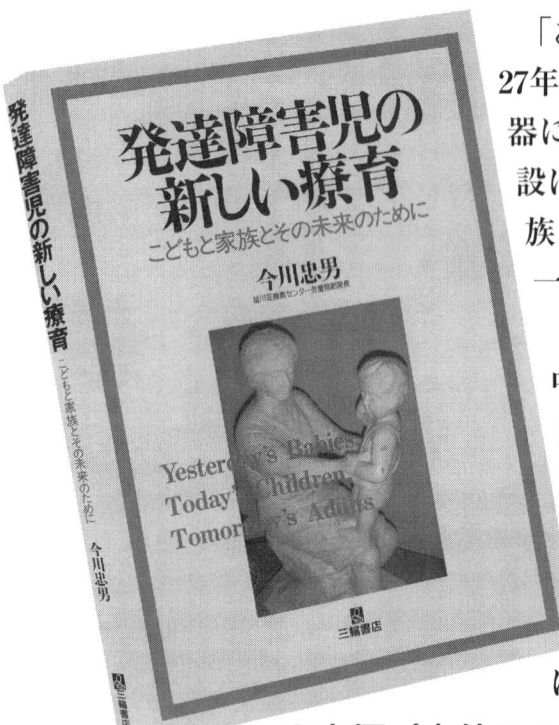

「あのころの未来にぼくは立っているのかなぁ？」27年前「人のために何かをしたい」と情熱だけを武器に理学療法士になった著者が重症心身障害児施設に飛び込んでからの6年間，こども，成人，家族とともに悪戦苦闘してきたその成果をまとめた一冊．

これまでの障害中心，神経生理学的治療理論中心の療育を，著者の27年の経験から再検討し，現在求められていること，すなわち「生涯療育」「こども・家族中心療育」「家庭生活機能を目指した療育」の重要性を提唱する療育，理論，技術，哲学を著者のオリジナリティーとしてまとめた．もちろん，評価，治療，効果判定においても最新の成果を記載．

●定価（本体2,800円＋税）
B5　頁180　1999年　ISBN978-4-89590-107-9

■主な内容

第1章　療育理念の新しい流れ
　1．新しい療育体系へのいとぐち
　2．小児理学療法・作業療法の概念・理論・技術の基盤

第2章　早期療育の新しい流れ
　1．GM Assessment：発達神経学による療育改革
　2．行動機構の共生発達理論
　3．NICUにおける療育：ポジショニングを中心として

第3章　療育の理論と技術の新しい流れ
　1．小児理学療法・作業療法の理論と技術の歴史的変遷
　2．運動行動の制御・学習・発達
　3．姿勢・運動制御の発達科学

第4章　療育の実際
　1．重症心身障害児（者）の症例検討
　2．家族支援の実際

第5章　療育活動・体制の今後の課題
　1．療育効果判定の方法
　2．おわりに：重症心身障害児（者）を中心とした新しい療育体系の紹介

文　献

お求めの三輪書店の出版物が小売書店にない場合は，その書店にご注文ください．お急ぎの場合は直接小社に．

〒113-0033
東京都文京区本郷6-17-9 本郷綱ビル

三輪書店

編集☎03-3816-7796　FAX 03-3816-7756
販売☎03-6801-8357　FAX 03-6801-8352
ホームページ：http://www.miwapubl.com

■functionalityに焦点を当てる、子どもとその家族中心の治療へ!!

脳性まひ児と両親のための機能的治療アプローチ

監訳　今川　忠男　旭川児童院

訳　　萩原　幸子　旭川児童院
　　　川原田里美　青森県立あすなろ学園
　　　榎勢　道彦　南大阪療育園
　　　麻生川真里　南大阪療育園

著　　Marjolijn Ketelaar　オランダ ユトレヒト大学

好評発売中

障害児・者の治療の潮流は、impairment（機能・構造障害）ではなく、disability（能力障害）に主眼をおいた機能的治療となっている。このことは脳性まひ児の治療でも変わりはない。functionality（機能性）を維持・増強することにより、handicap（社会的不利）という被害を最小限にとどめようとするものである。

本書は、機能的治療アプローチについて種々の評価尺度・評価法を用いて、従来の治療法、すなわちボバース法やボイタ法、その他の神経生理学的治療法と比較し、検証を加えた。その内容は、脳性まひ児の評価にはPMFM、PEDIが有効なこと、治療そのものは障害中心ではなく、子ども・家族中心へとシフトすべきことなど、監訳者の従来からの主張と重なり、合致するものである。

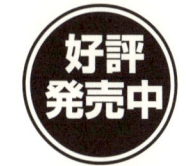

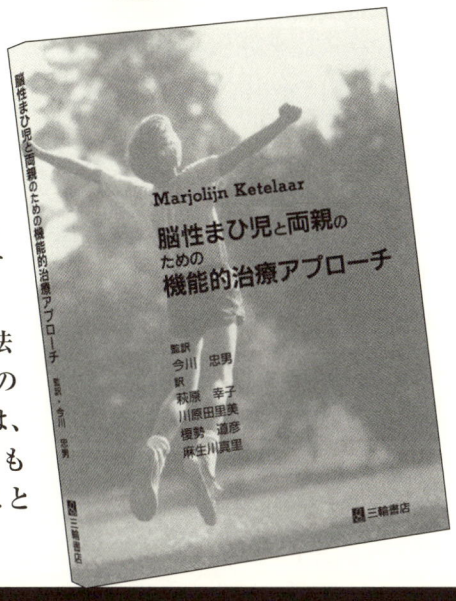

■主な内容

序　章
　健康状態に関する概念モデル
　機能的評価法と機能的治療
　本書の概要

第1章
脳性まひ児の機能的運動能力―評価尺度に関する系統的文献考察
　方法
　結果
　　評価尺度の特徴／評価尺度の解説
　結論および考察

第2章
脳性まひ児に対する「子どもの能力低下評価法(PEDI)」の鑑別能力
　方法
　　対象／評価法／実施手順／データ分析
　結果
　考察

第3章
脳性まひ児の治療介入プログラムへの両親の参加―文献考察
　方法
　結果
　　両親参加の効果判定に関する研究／その他の研究

　考察
　　臨床実践への提言／研究への提言

第4章
脳性まひ児のための理学療法―理論的考察
　神経生理学的アプローチ―理論モデル
　　神経発達学的治療（NDT）―原則と考え方／NDTの効果に関する研究／NDTの考え方への疑問／ICIDHの概念的枠組みとNDT／NDTに関する結論
　運動発達と運動制御に関する最近の理論
　臨床実践への提言

第5章
脳性まひ児に対する機能的理学療法プログラムの効果
　方法
　　参加者／実施手順／治療介入／評価法／データ分析
　結果
　　治療／子ども／両親／F群の理学療法士
　考察と結論

附則
機能的理学療法モデルの解説
　全般的な情報収集―家族と子ども／特殊な情報収集―問題点の記載／問題点の抽出／問題分析／解決策の立案／実行／評価

●定価（本体2,300円+税）
消費税変更の場合、上記価格は税率の差額分変更になります。

A5　168頁　2004年
ISBN978-4-89590-204-5

お求めの三輪書店の出版物が小売書店にない場合は、その書店にご注文ください。お急ぎの場合は直接小社に。

〒113-0033
東京都文京区本郷6-17-9 本郷綱ビル

三輪書店

編集 ☎03-3816-7796　FAX 03-3816-7756
販売 ☎03-6801-8357　FAX 03-6801-8352
ホームページ：http://www.miwapubl.com

■ 子どもの発達を支えるリハビリテーション

発達を支える！子どものリハビリテーション

橋本 圭司 著／イラスト 茨木 保

子どもの発達を評価する際に、標準的な範囲から逸脱しているかどうかばかりに意識がいっていませんか？ 発達の問題を抱えた子どものご家族を含めて周囲の人がいかに子どものさまざまな特徴を受け入れるか、どのように折り合いをつけるか、精神的な成長をするかという過程そのものがリハビリテーションなのです。周りが変われば、子どもも変わります。

本書では発達に問題を抱えた子どもたちのために、医療や福祉、家庭の現場で、今日、明日から私たちができることを、子どもの症状とサイン別に茨木保先生のイラストで具体的に、わかりやすく提示しています．感覚を整えるためのタッチケアとしてスウェーデン発の「タクティールケア」についても紹介しています。

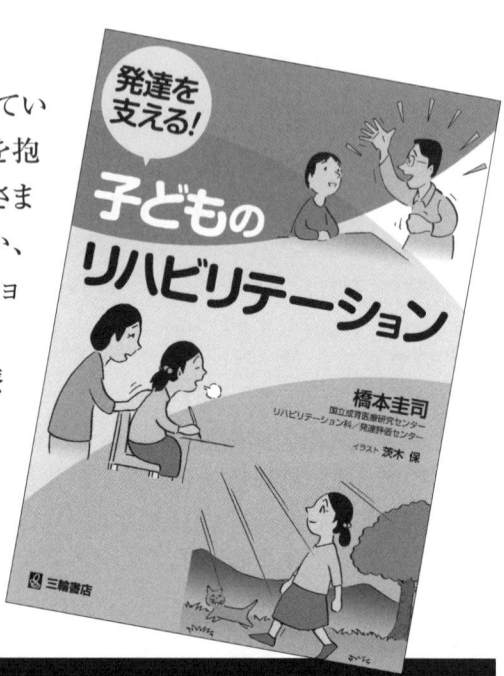

■ 主な内容 ■

第1章 ちょっと気になる子どもたち
・発達とは
・発達は進化の過程
・発達の問題が疑われたら
・発達障害のある子どもたちのためにまず何をすべきか

第2章 発達障害の症状と対応法
・発達障害とは
・症状・サイン・対応法
　1. 疲れやすい〈神経（精神）〉
　2. 自己抑制ができない（脱抑制）
　3. 感覚過敏
　4. 感覚鈍麻
　5. 注意が続かない
　6. コミュニケーションが苦手
　7. 思考の柔軟性に欠ける，こだわりが強い（遂行（実行）機能障害）
　8. 友だちを作るのが難しい（社会性の欠如）

第3章 発達の検査
　1. 粗大運動（ABMS-C，ABMS-CT）
　2. 新版K式発達検査
　3. DENVER Ⅱ「（デンバーⅡ発達スクリーニング検査）
　4. フロスティッグ視知覚発達検査
　5. 乳幼児発達スケール（KIDS）
　6. 田中ビネー式知能検査
　7. WISC-Ⅳ、知能検査
　8. DN-CAS

第4章 心と身体のリハビリテーション
・リハビリテーションピラミッド
・身体のリハビリテーション
　1. 呼吸・循環を整える
　2. 感覚を整える（タクティール®ケア）
　3. 運動を整える
　4. 摂食・嚥下のリハビリテーション

第5章 症例集
　症例1．0歳11カ月　女児（早産，超低出生体重児）
　症例2．1歳8カ月　男児（早産，超低出生体重児）
　症例3．3歳0カ月　女児（発達障害）
　症例4．6歳0カ月　女児（脳腫瘍による高次脳機能障害）
　症例5．6歳6カ月　男児（急性脳症後遺症）
　症例6．10歳9カ月　男児（びまん性軸索損傷）

● 定価（本体2,000円+税）A5　頁90　2013年　ISBN 978-4-89590-446-9

お求めの三輪書店の出版物が小売書店にない場合は，その書店にご注文ください．お急ぎの場合は直接小社に．

〒113-0033
東京都文京区本郷6-17-9 本郷綱ビル

三輪書店

編集 03-3816-7796　FAX 03-3816-7756
販売 03-6801-8357　FAX 03-6801-8352
ホームページ：http://www.miwapubl.com